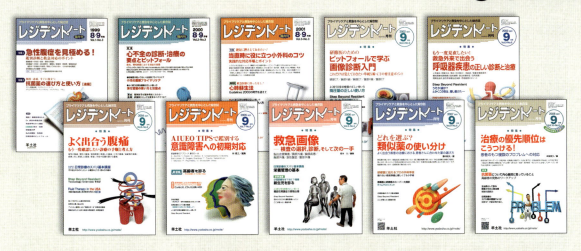

おかげさまで20年

レジデントノートは2018年度で
『創刊20年目』となりました．
これからも読者の皆さまに寄りそい，
「読んでてよかった！」と思っていただける内容を
お届けできるよう努めてまいります．
どうぞご期待ください！

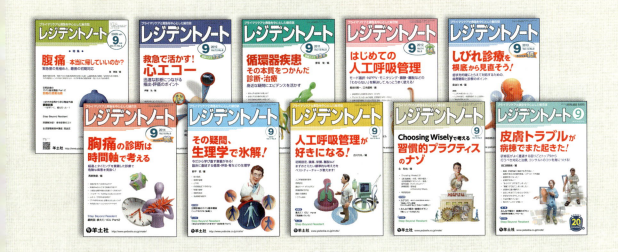

皆さまの声をお聞かせください

レジデントノートは臨床現場で日々奮闘されている読者の皆さまの声を何よりも大切にしています．小誌のご感想や取り上げてほしい内容などがありましたら，下記のメールアドレスへぜひお知らせください．お待ちしております． rnote@yodosha.co.jp

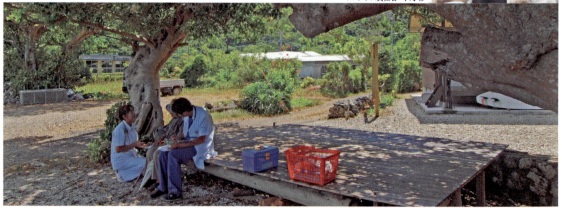

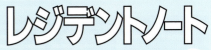

contents 2018 Vol.20-No.9

特集

皮膚トラブルが病棟でまた起きた！
研修医がよく遭遇する困りごとトップ9から
行うべき対応と治療，コンサルトのコツを身につける！

編集／田口詩路麻（水戸協同病院 皮膚科）

特集にあたって	田口詩路麻	1460

総論

皮膚科医に相談するその前に	田口詩路麻	1463
研修医もできる！ 病棟で使える皮膚科検査	田口詩路麻	1472
研修医も知っておくべき！ ステロイド外用薬	田口詩路麻	1479

各論

皮膚が赤くなった！	渡辺 玲	1489
皮膚がかゆい！	大矢和正，石井良征	1495
"水ぶくれ"ができてしまった！	田口詩路麻	1501
"褥瘡"ができてしまいました！	安田正人	1507
点滴中に腕が腫れた！	伊藤周作	1513
おむつを当てていたらかぶれた！	小林桂子	1519
手足がガサガサしている！	神崎美玲	1525
片足が腫れている！	盛山吉弘	1531
背中の"しこり"が痛い！	石塚洋典	1537

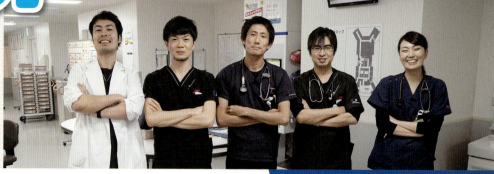

レジデントノート
contents
2018 Vol.20-No.9 9

連載

■ **実践！画像診断Q&A**―このサインを見落とすな
- 歯痛，両顎部痛，後頸部痛で受診した80歳代女性 ………………… 井上明星　1447
- 咳嗽，発熱，血痰，呼吸困難を主訴に受診した60歳代女性
　　　　　　　　　　　　　　　　　　　　　　　　　　　茂田光弘，徳田　均　1449

■ 臨床検査専門医がコッソリ教える…**検査のTips！**
- 第18回　いろいろな血算指標を使いこなせるようになろう！ ……… 田部陽子　1548

■ みんなで解決！病棟のギモン
- 第30回　2型糖尿病患者の外科手術，血糖管理ってそんなに大事なの？
　　　　　　　　　　　　　　　　　　　　　　　　　　　　　　　　吉藤　歩　1551

■ よく使う日常治療薬の正しい使い方
- 古典的な抗血栓薬の正しい使い方 ……………………………………… 後藤信哉　1559

■ 呼吸器疾患へのアプローチ　臨床力×画像診断力が身につく！
- 第3回　間質性肺炎の分類を理解しよう！特発性？または二次性？
　　　　　　　　　　　　　　　　　　　　　　　　　　　　　　　　藤田次郎　1564

■ こんなにも面白い医学の世界　からだのトリビア教えます
- 第48回　O型の人は蚊に刺されやすいのか？ ………………………… 中尾篤典　1573

■ 攻める面談，守る面談
- 第4回　守りの面談 ① 受け手を分析して伝える ……………………… 岡村知直　1574

■ **Step Beyond Resident**
- 第178回　喘息治療 Tips Part1
　　～気息奄々…君は重症喘息を救えるようになる！～ ………………… 林　寛之　1579

■ エッセイ　対岸の火事、他山の石
- 第204回　胃ろうをつくるか否か？ ……………………………………… 中島　伸　1595

■ 総合診療はおもしろい！　～若手医師・学生による活動レポート
- 第60回　総合診療後期研修で学ぶ救急 ………………………………… 山本安奈　1601

※眼科エマージェンシーはお休みさせていただきます．

書評/1603　バックナンバー/1604　増刊号/1606　次号予告/1607　奥付/1608　広告インデックス/後付　表紙立体イラストレーション/野崎一人

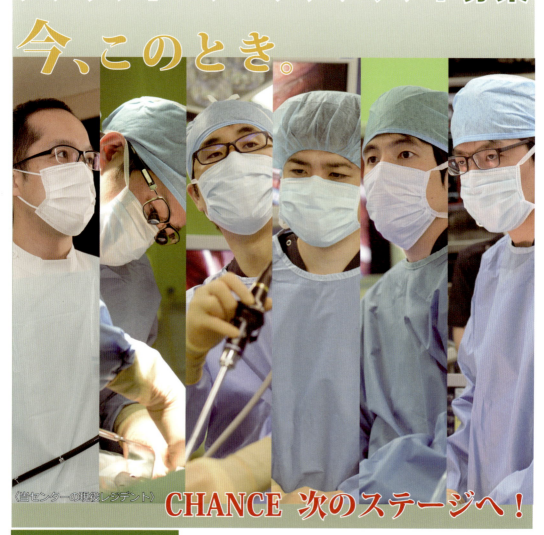

Case1 [救急画像編]

実践！画像診断 Q&A - このサインを見落とすな

歯痛, 両顎部痛, 後頸部痛で受診した80歳代女性

(出題・解説) 井上明星

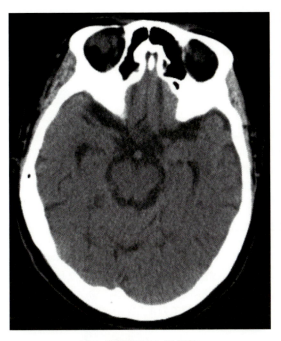

図1 頭部単純CT（軸位断）

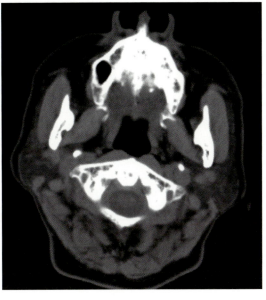

図2 頭部単純CT（軸位断）
歯突起レベル.

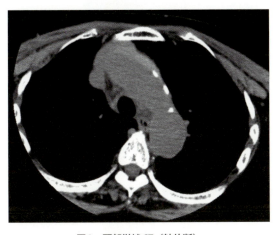

図3 頸部単純CT（軸位断）
最下端のスライス.

病歴

症例：80歳代女性.
現病歴：4時間前に歯痛を自覚. その後, 歯痛は軽減するも両顎部が痛くなり動悸も感じた. 現在, 痛みは消失したが両顎部に違和感が残っており, 新たに後頸部痛を自覚した. 原因精査のために頭頸部CTと頭部MRIが行われた.
身体所見：意識は清明. 体温37.0℃, 血圧111/67 mmHg, 脈拍数56回/分, 呼吸数16回/分, SpO$_2$ 97％ (room air).
血液検査：Ht 38.4％, Hb 13.0 g/dL, WBC 8,500/μL, PLT 19.1万/μL, CRP 0.15 mg/dL, Dダイマー3.5 μg/mL.

問題

Q1：異常所見は何か？
Q2：次にすべき検査は何か？

Akitoshi Inoue（東近江総合医療センター 放射線科）　　web上にて本症例の全スライスが閲覧可能です.

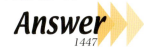

実践！画像診断Q&A

ある1年目の研修医の診断

くも膜下出血や椎骨動脈解離のような致死的な疾患はなさそうです．頸部痛もありますが，crowned dens syndromeのような歯突起周囲の石灰化や浮腫もみられません．いったん帰宅のうえ，有症状時には，再受診するようお伝えします．

解答　急性大動脈解離

- **A1**：頭蓋内に出血性病変，歯突起周囲に浮腫や石灰化は認めない．大動脈弓部の壁に血腫を示唆する高吸収域を認める（図3➡）．
- **A2**：図3より急性大動脈解離が考えられるため，胸腹部造影CTで解離の範囲を把握し，病型を確定したうえで，治療方針を決定する．
- **経過**：胸腹部造影CTを施行し，急性大動脈解離（Stanford A型，DeBakey II型）と診断され，緊急手術が行われた．

解説

急性大動脈解離は年間10万人当たり3.5〜6人が発症するとされ，高齢者ほど頻度が高い疾患である．高血圧，喫煙歴，慢性腎不全，慢性閉塞性肺疾患，脳梗塞がリスクとされており，動脈壁の中膜が裂けることにより発症する．典型的な症状は血圧上昇を伴う突然の引き裂かれるような胸痛，背部痛である．上肢の血圧の左右差，脳虚血による神経脱落症状，拡張期心雑音を伴うこともある．女性では男性よりも発症年齢が高く，非典型的な症状で発症し，診断が遅れるため死亡率が高いとされる．脆弱化した動脈壁破綻による心タンポナーデや大血管破裂による急激な循環動態の変化，解離が主要分枝に及ぶことによる心臓，脳および腹部臓器の血流障害を引き起こす[1]．

一般的に何らかの痛み（90％），胸痛（67％），前胸部痛（57％），背部痛（32％），腹痛（23％），突然の痛み（84％），激しい痛み（90％），引き裂かれるような痛み（39％），移動する痛み（31％）が症状として報告されているが（カッコ内は感度），痛みの訴えが乏しい症例も少ないながら存在する[2]．本症例では歯痛や両顎部痛にはじまり後頸部に痛みが移行したことが，急性大動脈解離を想起する糸口となりうるかもしれない．しかしながら，痛みの部位が頭頸部に限局しており，発症時期もはっきりせず，痛みも軽度であったため診断に難渋した．なお米国の救急室における検討によると大動脈解離の4.5％が診断されなかったと報告されており，非典型例では診断が難しいことがうかがえる[3]．

診断には造影CT（感度：100％，特異度：100％），MRI（感度：95〜100％，特異度：94〜98％），経食道心臓超音波検査（感度：86〜100％，特異度：90〜100％）が有用であるが[1]，迅速で非侵襲的かつ客観的に大血管全体が評価できるCTが広く用いられている．優れた診断能に加えて，解離の進展範囲，臓器虚血の詳細な評価が可能であるため，急性大動脈解離を疑いCTを撮影する場合は必ず造影すべきであるが，大動脈解離の存在診断は単純CTのみでもある程度可能である．大動脈の内膜石灰化の内方偏位，三日月状の高吸収域（図4➡），血管内腔のflap，心膜腔内出血を陽性所見とした場合，90.9％で急性大動脈解離を指摘できたと報告されている[4]．本例においても，頸部単純CTの最下端のスライスで辛うじて中膜の高吸収域を捉えることができた（図3➡）．画像を隅々まで読影する姿勢が要求されることを示した教訓的な症例であった．

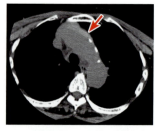

図3　頸部単純CT（軸位断）
最下端のスライス．大動脈弓部の壁に高吸収域を認める（➡）．

文献

1) Mussa FF, et al：Acute Aortic Dissection and Intramural Hematoma: A Systematic Review. JAMA, 316：754-763, 2016
2) Klompas M：Does this patient have an acute thoracic aortic dissection? JAMA, 287：2262-2272, 2002
3) Waxman DA, et al：Unrecognized Cardiovascular Emergencies Among Medicare Patients. JAMA Intern Med, 178：477-484, 2018
4) 大谷尚之，他：単純CTにおける急性大動脈解離の診断精度についての検討．日救急医会誌，24：149-156, 2013

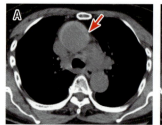
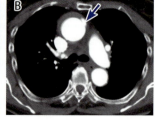

図4　胸部CT（軸位断）
A）単純CTで上行大動脈に血腫と考えられる三日月状の高吸収域を認める（➡）．B）造影CT動脈相では血腫内への造影剤の突出像を認め（➡），entryと考えられる．

本コーナーのオンライン版では画像を拡大してご覧いただけます：www.yodosha.co.jp/rnote/gazou_qa/index.html

Case2
[胸部編]

咳嗽，発熱，血痰，呼吸困難を主訴に受診した60歳代女性

(出題・解説) 茂田光弘，徳田 均

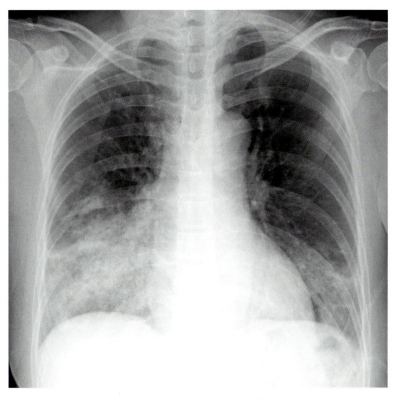

図1　来院時胸部単純X線写真

症例：60歳代女性．**既往歴**：Sjögren症候群，橋本病，胆石症〔胆のう摘出術（5年前）〕，骨粗鬆症．
常用薬：ランソプラゾール，ピロカルピン，エルデカルシトール．
喫煙歴：20～30歳まで4本/日．**飲酒歴**：機会飲酒．
現病歴：Sjögren症候群および橋本病でA病院通院中．呼吸器症状はなかった．咳嗽がはじまり，2週間継続して様子をみていたが，発熱，血痰，呼吸困難も出現したためA病院を受診．肺炎の診断で入院となり，抗菌薬セフトリアキソンおよびアジスロマイシンで加療されたが改善せず，陰影のさらなる悪化がみられたため当院に転院となった．
身体所見：皮疹なし．両肺野に水泡音を聴取．心雑音なし．腹部に圧痛なし．下腿浮腫なし．関節痛なし．
血液検査：WBC 12,920 /μL（Neu 89.3 %），Hb 7.8 g/dL，PLT 47.6万/μL，Alb 2.9 g/dL，AST 24 IU/L，LDH 321 U/L，CK 43 IU/L，BNP 68.2 pg/mL，BUN 16 mg/dL，Cr 0.6 mg/dL，CRP 7.9 mg/dL．**尿定性**：WBC（－），タンパク（1＋），潜血（±）．**尿沈査**：赤血球30～49 /HPF．

問題

Q1：胸部単純X線写真（図1）の所見は？
Q2：疾患・病態として何を考え，どのような検査を行うべきか？

Mitsuhiro Moda，Hitoshi Tokuda（東京山手メディカルセンター 呼吸器内科）

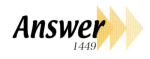

びまん性肺胞出血

解答

A1：両側下肺野を中心に広範な浸潤影を認める．

A2：抗菌薬無効の浸潤影であり，図1からは薬剤性肺炎，好酸球性肺炎，特発性間質性肺炎〔非特異性間質性肺炎（nonspecific interstitial pneumonia：NSIP）および急性間質性肺炎（acute interstitial pneumonia：AIP）〕，びまん性肺胞出血，心不全などが考えられる．このなかで血痰という症状に着目すれば，びまん性肺胞出血，心不全，AIPに絞り込まれる．検査としては胸部CT，尿検査，ANCA（antineutrophil cytoplasmic antibody：抗好中球細胞質抗体），抗GBM抗体，抗核抗体などの測定を行い，施行可能であれば気管支鏡検査を行う．

解説

胸部単純X線写真では右側優位に両側下肺野に浸潤影を認める（図1○）．肺野の容積低下はない．同日施行された胸部CT検査では，下葉優位かつ比較的中枢側優位に浸潤影およびすりガラス影を認めた（図2，3）．一般的に肺胞出血のCT所見は出血の量および病期に応じて浸潤影，すりガラス影，小葉中心性粒状影と多彩な所見を呈するが，胸膜直下がスペアされる傾向が特徴であり，今回も同様の所見を示した[1]．

本症例はまず血痰という主訴に着目すべきである．患者が血痰・喀血を主訴に受診した場合，吐血との鑑別が必要となる．さらに，血痰・喀血と判断した場合には2つのパターンを鑑別することが重要である．1つは局所からの出血，すなわち空洞性病変もしくは気管支拡張症などからの出血であり，もう1つはびまん性肺胞出血である．これらを鑑別する意義は，局所からの出血の場合は大量喀血による窒息のリスクがあるためで，場合によっては止血処置（気管支動脈塞栓術など）を行う必要があるからである．この鑑別には胸部CTが有用であるが，局所からの出血では大量喀血時を除けば貧血および低酸素血症を認めないことも重要なポイントである．血痰に貧血および低酸素血症を認めるときはびまん性肺胞出血を強く疑うべきで，この場合に次に行うことは気管支鏡検査である．気管支肺胞洗浄を行い，回収液が徐々に赤くなることを確認できればびまん性肺胞出血の診断は確実となる[2]．本症例も気管支鏡検査を施行し，同所見が得られたのでびまん性肺胞出血と診断した．

びまん性肺胞出血の原因は毛細血管炎，bland pulmonary hemorrhage，びまん性肺胞障害（diffuse alveolar damage：DAD）の3つに分類される[3]．このなかで最も重要なのは毛細血管炎であり，特発性の場合もあるが，多くの場合はANCA関連血管炎，Goodpasture症候群，全身性エリテマトーデスなどが背景にあることが多いため，MPO-ANCA，PR-3ANCA，抗GBM抗体，抗核抗体などの測定が有用である．しかし，これらは結果が判明するまで数日かかるため，尿検査を行いタンパク尿および尿中赤血球を認めれば血管炎によるびまん性肺胞出血が強く示唆されるため，ステロイドなどの免疫抑制薬の治療を開始すべきである．bland pulmonary hemorrhageとは毛細血管炎のない緩やかな肺胞出血をさし，原因として薬物，凝固異常などがある．また，DADでも二次的に肺胞出血がみられることはあるため，気管支肺胞洗浄で上記の所見が得られてもDADは否定できない．

最後に，本症例では血痰と高度の貧血があり，びまん性肺胞出血を疑うことが容易であったが，びまん性肺胞出血の約30%は血痰を呈さないとの報告もあるため，抗菌薬不応性の肺浸潤影，急性呼吸不全および貧血の進行をみたらびまん性肺胞出血を鑑別にいれることが重要である[3]．

文献

1) Krause ML, et al：Update on diffuse alveolar hemorrhage and pulmonary vasculitis. Immunol Allergy Clin North Am, 32：587-600, 2012
2) Cordier JF & Cottin V：Alveolar hemorrhage in vasculitis：primary and secondary. Semin Respir Crit Care Med, 32：310-321, 2011
3) Lara AR & Schwarz MI：Diffuse alveolar hemorrhage. Chest, 137：1164-1171, 2010

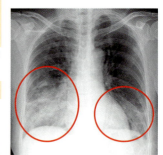

図1　来院時胸部単純X線写真

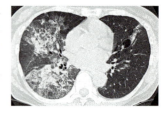

図2　胸部CT（下肺野その1）

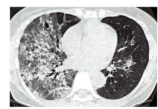

図3　胸部CT（下肺野その2）

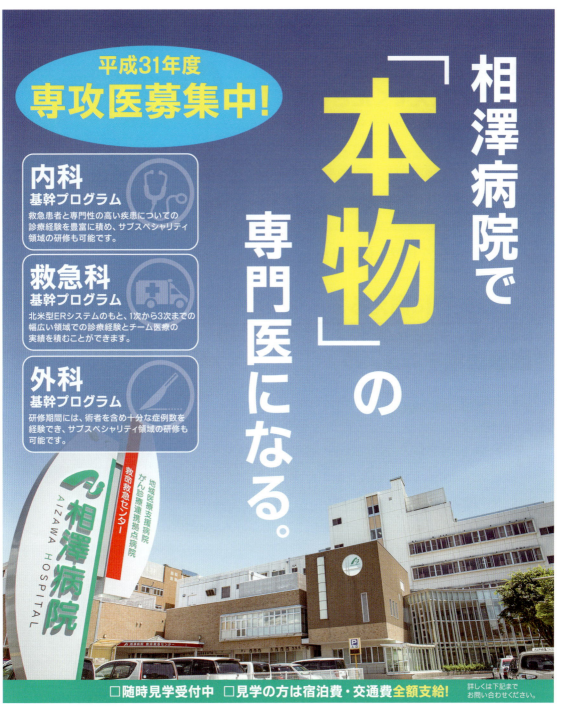

Book Information

Gノート別冊
小児科医 宮本先生、ちょっと教えてください！
教科書には載っていない、小児外来のコツ・保護者への伝え方

新刊

編著／宮本雄策　企画・編集協力／大橋博樹
□ 定価(本体 3,600円+税)　□ A5判　□ 199頁　□ ISBN978-4-7581-1831-6

- 熱性けいれん，喘息，便秘，発達の遅れ，薬を飲んでくれない，不登校などよくある疾患・相談に，もっと自信をもって対応できるよう解説．
- 小児科医×家庭医の会話形式で，診療の合間に楽しみながら気軽に読める！

小児外来の極意を伝授！保護者からの信頼度もアップ！

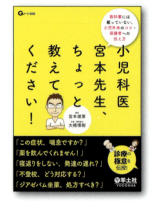

NBC災害に備える！
発災後、安全に受け入れるための医療現場マニュアル

新刊

監修／山口芳裕　編集／中島幹男
□ 定価(本体 4,000円+税)　□ B5判　□ 143頁　□ ISBN978-4-7581-1820-0

- 特殊災害被災者の搬送や受け入れに関与する医療者・消防職員必携！
- 救急車や診察室を短時間で養生する方法など，二次・三次の汚染拡大防止のための具体的方法を，豊富な写真とともに解説

救助者の身を守るための知識と技術が身につく実践書！

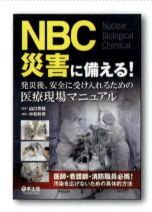

いびき!? 眠気!?
睡眠時無呼吸症を疑ったら
周辺疾患も含めた、検査、診断から治療法までの診療の実践

編集／宮崎泰成，秀島雅之（東京医科歯科大学快眠センター，快眠歯科外来）
□ 定価(本体 4,200円+税)　□ A5判　□ 269頁　□ ISBN978-4-7581-1834-7

- 知名度が高い疾患のため，患者からの相談も増加中！
- しかし検査・治療は独特で，治療法により紹介先も異なります．
- 適切な診断，治療のため診療の全体像を具体的，簡潔に解説しました．

よく知っている疾患だけど，その診かたは知っていますか？

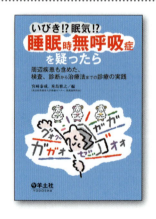

発行　羊土社 YODOSHA
〒101-0052　東京都千代田区神田小川町2-5-1　TEL 03(5282)1211　FAX 03(5282)1212
E-mail：eigyo@yodosha.co.jp
URL：www.yodosha.co.jp/

ご注文は最寄りの書店，または小社営業部まで

増刊 レジデントノート

1つのテーマをより広くより深く

□ 年6冊発行　□ B5判

レジデントノート Vol.20 No.8　増刊（2018年8月発行）

COMMON DISEASE を制する！

「ちゃんと診る」ためのアプローチ

新刊

編集／上田剛士

□ 定価（本体4,700円＋税）　□ 253頁　□ ISBN978-4-7581-1612-1

- COMMON DISEASEを診たときよく抱く疑問や生じる迷いをスッキリ解消！
- アプローチやフォローにバリエーションが出がちな部分もクリアカットにわかる！
- 研修医から一歩スキルアップするために必読の1冊！

本書の内容

第1章　感染症
　　発熱／肺炎／尿路感染（腎盂腎炎）／ショック

第2章　循環器
　　心不全／上室性頻拍／深部静脈血栓症

第3章　呼吸器：喘息発作・COPD急性増悪／胸水

第4章　内分泌・代謝
　　脱水・高ナトリウム血症／低ナトリウム血症／
　　低カリウム血症／高カルシウム血症／血糖コントロール

第5章　腎臓・泌尿器：尿管結石／尿閉

第6章　消化器：胃腸炎／吐血／下血／腸閉塞

第7章　その他：貧血／偽痛風／せん妄／不定愁訴の診かた／高齢者食思不振

「その尿路感染（腎盂腎炎）の診断は本当に正しいですか？」

「脱水・高ナトリウム血症にはどうアプローチする？」

「下血にはどうやってアプローチする？」

「その偽痛風は本当に偽痛風か？」

など，よくある疑問を"ちゃんと"解決！

次号 10月発行予定

救急・ICUの頻用薬を使いこなせ！
〜薬の実践的な選び方や調整・投与方法がわかり，現場で迷わず処方できる

編集／志馬伸朗

発行　羊土社 YODOSHA

〒101-0052　東京都千代田区神田小川町2-5-1　TEL 03(5282)1211　FAX 03(5282)1212
E-mail：eigyo@yodosha.co.jp
URL：www.yodosha.co.jp/

ご注文は最寄りの書店，または小社営業部まで

信頼されて20年

レジデントノートは
これからも研修医に寄りそいます！

レジデントノートの年間定期購読

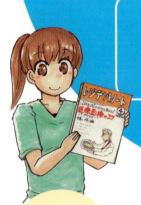

定期購読者の声

- 発行後すぐお手元に
- 送料無料※1
- 年間を通じて満遍なく勉強できる！
- 定期的な勉強のきっかけになった！
- 継続して広範囲の内容を学べる！

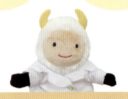

継続的に幅広い知識を身につけ、研修を充実させよう！！

4つのプランで随時受付中！

冊子のみ

- 通常号（月刊12冊） 本体 24,000円+税
- 通常号（月刊12冊） ＋ 増刊（6冊） 本体 52,200円+税

WEB版※2,3（通常号のみ）購読プラン

- 通常号（月刊12冊） ＋ WEB版 本体 27,600円+税
- 通常号（月刊12冊） ＋ 増刊（6冊） ＋ WEB版 本体 55,800円+税

※1 海外からのご購読は送料実費となります
※2 WEB版の閲覧期間は、冊子発行から2年間となります
※3「レジデントノート定期購読WEB版」は原則としてご契約いただいた羊土社会員の個人の方のみご利用いただけます

（雑誌価格は改定される場合があります）

発行 羊土社

大好評 定期購読者限定プラン！
レジデントノート WEB版

レジデントノート通常号（月刊）がWEBブラウザでもご覧いただけます

- 購入号の全文検索ができる！
- 片手で簡単に使える操作系！
- ページ拡大ツールで細かい図もよくわかる！

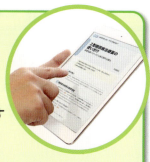

新刊・近刊のご案内

月刊 "実践ですぐに使える"と大好評！

10月号（Vol.20-No.10）
肝機能検査の理解をおさらいしよう！（仮題）
編集／木村公則

11月号（Vol.20-No.12）
はじめての栄養療法
〜根拠を持って実践する！入院患者編（仮題）
編集／小坂鎮太郎, 若林秀隆

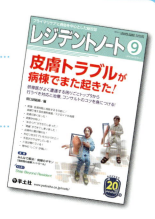

増刊 1つのテーマをより広く，より深く，もちろんわかりやすく！

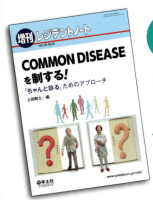

Vol.20-No.8（2018年8月発行）
COMMON DISEASEを制する！
「ちゃんと診る」ためのアプローチ
→p.1453もご覧ください！
編集／上田剛士

Vol.20-No.11（2018年10月発行）
救急・ICUの頻用薬を使いこなせ！
薬の実践的な選び方や調整・投与方法がわかり，現場で迷わず処方できる
編集／志馬伸朗

以下続刊…

随時受付！右記からお申込みいただけます

- お近くの書店で ➡ レジデントノート取扱書店（小社ホームページをご覧ください）
- ホームページから ➡ www.yodosha.co.jp/
- 小社へ直接お申込み ➡ TEL 03-5282-1211（営業）　　FAX 03-5282-1212

豪華賞品が当たる!!
医師・医学生アンケート実施中

ただいまザイグルプラスやお米カタログ、弊社のお役立ち書籍など、豪華賞品が当たるアンケートを実施中。また回答者全員に、レジデントノート電子版バックナンバー・Gノート(特別電子版)・実験医学DIGITAL ARCHIVEのなかから1冊をプレゼントします!

期間限定　2018年9月28日まで

A賞（2種類・各1名様）

ザイグルプラス（JAPAN-ZAIGLE PLUS）
➕ オリジナルぬいぐるみ

焼肉で出る煙を解消!
見て，焼いて，食べて，3回驚く!
もちろん，焼肉以外も
さまざまな直火調理に使えます!

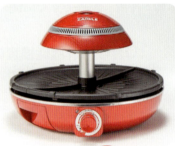

どちらか1つ選べます

選べる日本の米カタログギフト あきほ
➕ オリジナルぬいぐるみ

全国の米どころ自慢のお米や，
ご飯のお供も味わえます!
おいしい炊き方など，お米の魅力を
再発見できる読み物ページも充実!

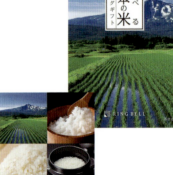
※画像はイメージです。

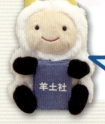
A賞には「羊土社オリジナルぬいぐるみ〔ひつじ社員(仮)〕」をセットでプレゼント!

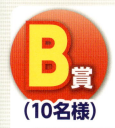

羊土社おすすめ書籍セット

B賞（10名様）

羊土社の人気書籍を厳選し，2冊ずつセットにしてプレゼントします（全10セット：各1名様）

- 画像診断セット
- 薬の処方セット
- 救急セット

など，全10セット

※1セットにつき1名様が当選となります
※各セットの詳細は羊土社ホームページ上にてご確認ください

救急セット

回答者全員プレゼント

回答者全員に対象書籍のなかからお好きな号の電子版（PDF）を1冊プレゼントします ※1

レジデントノート電子版バックナンバー
対象書籍：2014年4月号〜2015年3月号

実験医学 DIGITAL ARCHIVE
対象書籍：2015年1月号〜2016年12月号

総合診療のGノート（特別電子版） ※2
対象書籍：2016年2月号〜2016年12月号

どれか1冊

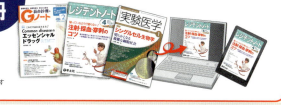

※1：羊土社HPで販売している電子版（PDF）形式でのご提供となります
※2：Gノートの電子版は羊土社HPで販売しておりません．本アンケート限定の特別提供となります

医師・医学生アンケート プレゼント応募要綱

【応募期間】 2018年8月1日〜9月28日

【賞　品】 羊土社会員であり，アンケートにご回答いただいた方のなかから抽選で，A賞，B賞のうちご希望のものをプレゼントいたします．また，ご回答いただいた方全員に，「レジデントノート電子版バックナンバー」「Gノート（特別電子版）」「実験医学 DIGITAL ARCHIVE」のうち1冊をプレゼントいたします

【応募条件】 下記を必ずご確認のうえ，ご応募ください
①アンケート回答・応募には「羊土社会員」にご登録いただく必要があります　②ご回答時点で，医師・医学生の方に限らせていただきます　③お一人様1回に限らせていただきます（※）　④アンケートの必須項目にすべてご回答いただいた方のみご応募いただけるようになります
※小社にて複数のご応募と判断した場合は当選対象から除外させていただくことがございます．予めご了承ください

【当選発表】 A賞のみ羊土社メールマガジン「メディカルON-LINE」2018年10月の配信号にて発表予定．その他は賞品の発送をもってかえさせていただきます

ご応募・詳細は羊土社ホームページから
www.yodosha.co.jp/yodobook/recommendm/

「羊土社会員」のご案内

羊土社会員にご登録いただきますと，下記のようなメリットがあります．ご登録は無料です

- 書籍のウェブ特典や会員限定のウェブコンテンツをご利用いただけます！
- 羊土社HPからの書籍の購入はもちろん，「レジデントノート」「実験医学」バックナンバーの電子版（PDF）のご購入も可能です！

ご登録・詳細はこちらから ➡ www.yodosha.co.jp/webcustomer.html

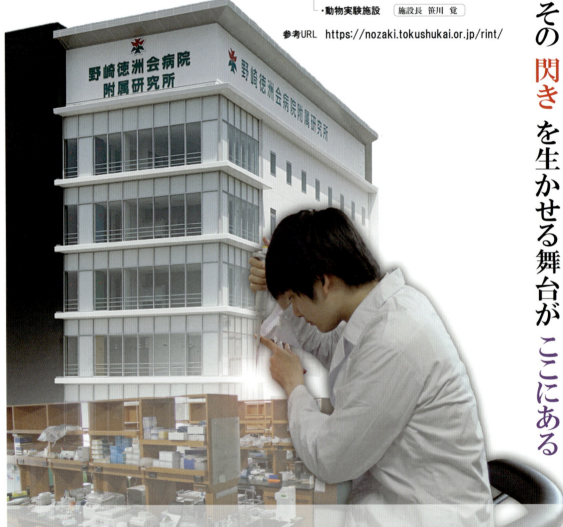

医師 兼 研究員 募集

Research Institute Nozaki Tokushukai
野崎徳洲会病院附属研究所

研修制度、専門医制度の変化の中で臨床医が研究に携わる機会が減っています。
しかし医学は加速度的に進歩しています。
私たちは臨床医こそ基礎研究に触れ"Research mind"を持ち続けるべきだと考えています。
そこで徳洲会グループは、野崎徳洲会病院に本格的な研究所を新設しました。
一般的な分子生物学、生化学、細胞生物学、解剖学、病理学実験に加え、様々な動物実験が可能です。
臨床と研究の両立を考える方を歓迎します。

組織概要

- 所長 伊藤 和幸 ― 副所長 西澤 恭子
  - ・病理学研究部　部長 西澤 恭子
  - ・悪性腫瘍新規治療法開発研究部　部長 由井 理洋
  - ・分子生物学研究部　部長 笹川 覚
  - ・脳神経血管研究部　部長 西 正吾
  - ・動物実験施設　施設長 笹川 覚

参考URL　https://nozaki.tokushukai.or.jp/rint/

その **閃き** を生かせる舞台が ここにある

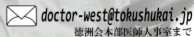

doctor-west@tokushukai.jp
徳洲会本部医師人事室まで

診療業務と研究のバランスは規定の範囲内で多様なプランをご提案させていただきますので未経験の方でもどうぞお問合せ下さい。
併せて施設見学もお気軽にお申込みください。

レジデントノート 特集
Vol.20-No.9

皮膚トラブルが病棟でまた起きた！

研修医がよく遭遇する困りごとトップ9から
行うべき対応と治療，コンサルトのコツを身につける！

特集にあたって	1460

総論

皮膚科医に相談するその前に	1463
研修医もできる！ 病棟で使える皮膚科検査	1472
研修医も知っておくべき！ ステロイド外用薬	1479

各論

皮膚が赤くなった！	1489
皮膚がかゆい！	1495
"水ぶくれ" ができてしまった！	1501
"褥瘡" ができてしまいました！	1507
点滴中に腕が腫れた！	1513
おむつを当てていたらかぶれた！	1519
手足がガサガサしている！	1525
片足が腫れている！	1531
背中の "しこり" が痛い！	1537

特集　皮膚トラブルが病棟でまた起きた！

特集にあたって

田口詩路麻

1 病棟で遭遇する皮膚トラブル！

　研修医の皆さん，本誌を手にとっていただき，誠にありがとうございます．本特集を読んでいただいているのは，「皮膚疾患が楽しくて，興味がある」といった積極的な理由より，「よく看護師や患者さんから相談されるけど，どうしたらいいかわからない」といった消極的な理由が多いのではと推察します．

　今回の特集では，病棟で遭遇する皮膚トラブルに焦点を当てています．皆さんが現在働かれている病院，地域，環境はさまざまだと思いますが，「共通して活躍する場面，迷う場面，皮膚科医に相談したい場面はどこか？」と考えたときに，真っ先に頭に浮かんだ場所が，「病棟」でした．研修病院に入院病床がないことは稀ですし，担当医となる多くの研修医は病棟のフロントラインで患者さんにとって最も身近な存在です．われわれベテランの医師よりも，研修医の皆さんを信頼し，心を許している患者さんも多いはずです．

2 研修医の熱意はスゴイ！

　僕の働いている病院を少し紹介します．当院は茨城県水戸市にある「水戸協同病院（正式名称は，筑波大学附属病院水戸地域医療教育センター 総合病院水戸協同病院）」です．ご存知の方もいるかと思いますが，徳田安春先生が総合診療科を立ち上げ，全国に先駆けて大学病院と民間病院の密接なコラボレーションを実現した少しだけ有名な病院です．皮膚科医から見ていても，「これはスゴイ！」と思うことばかり．特筆すべきは，臓器別の垣根がないこと！！ これに尽きます．「内科全体が総合診療体制」であり，総合診療科のレジデントチームはすべての多彩な内科疾患をマネジメントすることで，多種の疾患を経験しつつ，日々成長・進化しています．

　僕が言いたいのは，そんな環境のなかで，「皮膚疾患もしっかり診られるようになりたい」と彼らが努力し続けているということです．湿疹やじんま疹，帯状疱疹といった

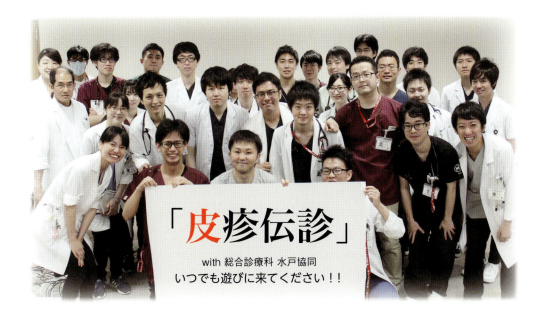

commonな疾患から，**薬疹や壊死性筋膜炎**などの重症な疾患まで，チーム併診で全身管理を担当してくれたり，個人としても「カビを見つけたい」と，患者さんの趾間から採ってきた鱗屑を皮膚科外来で顕微鏡を使って一緒に覗いたり，「皮膚生検の基本を学びたい」と僕のもとにやってきて自らメスを持ったりと常に前向きで興味津々に取り組んでいます．そんな環境にいたら，どうでしょう？

　僕は彼らに教えたくなります．助けたくなります．成長してほしいと思います．

　皮膚科医のなかには，「真菌検査は皮膚科医がするもの」「生検なんて皮膚科でなければちゃんとできない」という先生もいるかもしれません．でも，僕はそうは思いません．研修医だってできることは多いし，「**やりたいんだったら，教えるからやってみなさい**」というスタンスです．彼らが皮膚疾患のプライマリケアを実践してくれたおかげで，助けられたことも多いですし，休日に呼び出されなくて済んだこともあります．

　そして，何よりも教えることはこちらの学びになりますし，研修医からモチベーションをもらっているのはわれわれであることは紛れもない事実です．

3 病棟で遭遇する皮膚トラブルトップ9！

　そんな当院の研修医に，「レジデントノートの特集を担当することになったから，アンケートに答えてほしい」と頼んだところ返ってきた，**病棟で遭遇する皮膚トラブルのトップ9**が，今回の特集の各論に配置されています．それぞれの対応指南を，わかりやすく解説してあります．構成は，写真を多く配置し，写真と症例からクイズ形式で診断を考えて，それに関連する皮膚トラブルを鑑別・網羅できるように心がけました．また，総論では皮膚科にコンサルトする際のポイントと基本的な皮疹の記載，病棟で研修医ができる検査法，

ステロイド外用薬の注意点をまとめました.

研修医は病棟という戦場で,時には勇敢に,時には孤独に戦っています.僕はそんな研修医たちに「皮膚で困ったら,いつでも皮膚科外来に来るように」と伝えています.そして来てくれたら,なるべく「今からすぐに診にいこう」と一緒に往診に行くことを心掛けています.と同時に,「これから勤務するすべての病院が,簡単に相談できる環境とは限らない.時には自分で判断しないといけない場面もあるだろうし,他院の皮膚科への紹介を薦めないといけない場面もあるよ」と指導しています.

当院の総合診療科チーフレジデントが先日,初期研修医に話していました.「皮膚科を回るといいよ.僕も回ったけど,細かい診断を正確にすることは難しかったな.でも,病棟で遭遇する皮疹に対して,緊急性の判断ができて,とりあえずの指示ができるようになったのは,皮膚科をローテーションしたおかげかな」

今回,われわれ執筆陣が考えることは,まさにココです! 本特集では ① よく遭遇する皮膚疾患・皮疹を解説し,② 除外すべき緊急疾患を鑑別し,③ 研修医がどこまでやるべきかを解説し,④ 専門医にコンサルトすべきポイントを明記しています.執筆陣は,筑波大学・水戸協同病院でともに働いた後輩医師や,かねてより親交のある第一人者の先生方にお願いしています.僕が「人間的にも尊敬する,一緒に働きたい」皮膚科医の皆さんです(←これ,大切).

研修医の皆さんが,病棟で悩んだとき,看護師から相談されたとき,見たことのない皮疹に遭遇したとき,最初に紐解いていただける,傍に置いてもらえる,そんな特集になれば,喜びに堪えません.

【謝 辞】

本特集を完成させるに当たり,「研修医目線」のモノにしたいからと,ご多忙のなか,最終チェックをお願いした水戸協同病院 総合診療科 小林裕幸教授,木下賢輔副医局長,北本晋一先生,児玉泰介先生,児玉祐希子先生,長崎一哉先生,内田卓郎先生に心より深謝申し上げます.

Profile

田口詩路麻（Shijima Taguchi）

水戸協同病院 皮膚科
当院では「**皮膚科レクチャー 皮疹伝診**」と名付けた皮膚科ミニレクチャーを月に1〜2回開催して,研修医にプライマリケアで活用できる知識と技術を伝えられるようにしています.興味のある方は,いつでも水戸に見学に来てください.

特 集　皮膚トラブルが病棟でまた起きた！

【総論】
皮膚科医に相談するその前に

田口詩路麻

① 皮膚科医が注目する点を理解し，診断・治療につながる最低限のポイントを学ぶ
② 皮膚所見をコンサルトする際は，部位・発疹名・大きさ・色・形を把握する
③ 発疹は大まかに平坦・凸・凹の３パターンに分けられ，10〜15個の単語を用いる
　ことで表現できる

1　皮膚科医の思考を先取りし，必要な情報を押さえる

　　皮膚科は眼科と並んで他科からのコンサルトが多い診療科です．そもそも皮膚表面は，
医療スタッフのみならず，患者さん本人からも見えてしまいます．そのため，患者さんの
皮膚に何か異常があれば，それが訴え・情報として担当医師に伝わり，皮膚科に相談とい
うことになりますし，相談される側のわれわれも，多くの場合視診のみで一定の助言がで
きるため，気軽に対応可能であるといった強みもあります．

　　コンサルトの場合，どの施設でも「他科依頼書」というものがあり，それを介して皮膚
科に依頼が届くわけですが，そこに過不足なく必要十分な情報を書くことは簡単ではあり
ません．しかし，皮膚科医がどのような視点で，どのような情報を特に大切にして，診断
に当たっているかを知ることによって，「簡潔で，ポイントを押さえた素敵な依頼書を書く
研修医」になれます．

　　もちろん，最も大切なことは皮疹の記載ですが，それは次の項に譲るとして，皮疹以外
で皮膚科医が知りたい情報を以下に列挙しますので，皮膚科コンサルトの際に参考として
ください．

1) 年齢・性別

　皮膚科に限りませんが，年齢によって発症しやすい疾患は異なります．性別も然りです．一般的に皮膚悪性腫瘍は高齢者に多くみられますし，小児はウイルス・細菌感染症を罹患することが多いと考えられます．

2) 発症時期・経過

　僕は研修医に皮膚科外来研修を指導する際に，まず患者さんへ自己紹介をしなさいと伝えます．次に「今日はどうしましたか？」と主訴を聞くことになりますが，さてその次はどのような質問をすべきでしょうか？ それは，「**その皮疹・症状はいつからですか？**」です．理由は，ある程度の時間的な発症パターンで，疾患を類推できるからです．患者さんが覚えていないこともありますが，それでも「いつ気がつきましたか？」と確認し，「初診の3週間前から」とか，「約10年前より」などと記載しましょう．

　発症時期や経過は治療方針にも深くかかわってきます（**表1**）．③④は診断もさることながら，まずは救命・治療を同時並行で行う必要があるのに対し，①②は正確な診断を付けることや，患者さんへの指導を行い，しっかり時間をかけて次の手を検討する必要があります．

表1　皮膚疾患の経過と診断との関係

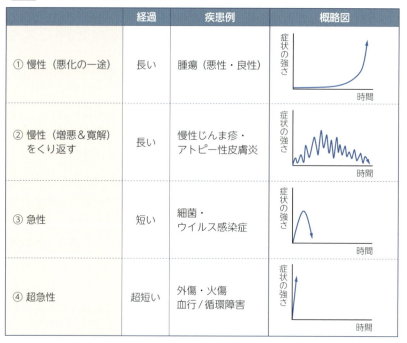

[特集] 皮膚科医に相談するその前に

3) きっかけ・契機

　覚えていない患者さんもいるかもしれませんが，**皮疹が出たときや，その前のことを聴**取してください．薬が変わった，生ものを食べた，海に行った，紫外線に当たった，風邪を引いた，手術をした，造影CTを撮影した，家族サービスで疲れた，引っ越しをした，市販薬を使用した，など何かが皮疹に関係あるかもしれません（一方で，患者さんの解釈モデルをすべて鵜呑みにしない取捨選択も大切な技術です）．

4) 既往歴

　糖尿病や悪性腫瘍はもちろん，アレルギー性疾患，歯科治療歴，透析治療の有無，今回と同じ皮疹が今までになかったかなどを確認しておきます．原因・関連性・治療を考える際に参考となります．特に，抗ヒスタミン薬を出すことが多い診療科なので，緑内障や前立腺肥大症の有無についての情報はあると助かります．

5) 部位

　疾患によって好発部位はある程度傾向があるため，非常に大切な情報です．全身なのか，局所なのか，両側なのか，左右のどちらか片側なのか，伸側なのか，屈側なのか，露出部なのか，非露出部なのかなどを記載するようにしましょう．

6) 自覚症状

　かゆみや痛みの有無だけでなく，その程度や増強する時間帯もあるとよいです．腫瘍で痛みのあるものは，ある程度限られますし，疥癬は夜間に痒いと訴える方が多いです．

7) 薬剤

　コンサルトされた皮膚病変に，すでに治療が入っている場合は，どのような治療をして，現在どのような状態なのかを踏まえたうえで，診断を考えたり，薬の変更を検討したりします．薬疹を疑う場合は，皮疹出現のどれくらい前から被疑薬を使用しているのかを確認します．多くの薬剤が投与されている場合は，薬歴を一覧にして記載するとわかりやすいと思います．

> **まとめ：皮膚科医に相談する際に最低限押さえておきたいポイント**
> ① 年齢・性別
> ② 発症時期・経過
> ③ きっかけ・契機
> ④ 既往歴
> ⑤ 部位
> ⑥ 自覚症状
> ⑦ 薬剤の詳細（皮膚疾患に対してなのか？ 他疾患で投与されているのか？）

2 皮膚科医に伝える！研修医が記載できるとよい皮疹表現

研修医を指導するとき，コレはいつも迷います．「皮疹をうまく書けるようになりたいです！！」と研修医が言ってくれるのは嬉しいけど，簡単ではないですよね．経験が多少必要な部分もあるけれど，それ以上に表現する皮疹が多いことと，皮膚科特有の微妙な言い回しがあって，他科の先生にはなかなか理解できないところもあるのかなと…なので，今回は「研修医がこれくらいできれば合格」というラインを決めて，覚える皮疹をある程度絞ったうえでよく使用する皮疹表現を学びましょう．後で，練習問題を出しますので，チャレンジしてみてください．

1) これができれば合格ライン！大切な要素

① 部位（**1** 5) 参照）
② 発疹名（**2** 2) 参照）
③ 大きさ
④ 色
⑤ 形（ややレベル高い）

これだけ記載できれば，合格ラインです．

③ 「大きさ」は，メジャーなどで直接測る
  - 例：3 mm大の●●，4 cmの▲▲，楕円形なら○×△ mm，立体構造があれば高さも加えて○×△×□（高さ）mmと記載してもよい
  - 多発している場合は，2 mm大〜20 mm大までの■■（発疹）と記載する
④ 「色」は紅色，紫色，褐色，黄色，青色，黒色，白色，常色（肌色）の8色を覚える
  - より鮮やかであれば「鮮紅色」，暗ければ「暗紫色」などと色の濃淡をつけるとさらに詳しい
  - 例：紅色丘疹，紫斑，黄色結節，褐色腫瘤などと**色＋発疹**で表現する
⑤ 「形」はその他の要素をすべて含み，より多彩になるため，やや難解であるが，具体的で細やかな表現を添えることができる
  - 例：分布・配列；神経走行に沿って，遠心状に拡大傾向など，正常皮膚との境界；境界明瞭・不明瞭など，触れてみての触感；弾性軟，可動性不良など

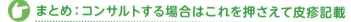
まとめ：コンサルトする場合はこれを押さえて皮疹記載
部位，発疹名，大きさ，色，形

[特集] 皮膚科医に相談するその前に

2) 発疹名

発疹名はたくさんあるため，すべてを覚える必要はありませんが，よく使用する単語は覚えましょう．下記のように3つのパターンで覚えます．

❶ 平坦な発疹

- 平坦な発疹はすべて「斑」で表す
- 赤い発疹は「紅斑」か「紫斑」である
- 紅斑は圧迫すると消褪する（図1）
- 対して，圧迫しても消褪しない発疹は紫斑である（図2）
- その他の色は，茶色→褐色斑（色素斑，図3），黒→黒色斑，白→脱色素斑（白斑，図4）を覚える

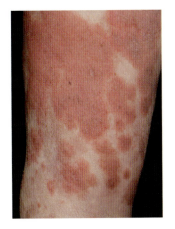

図1 紅斑

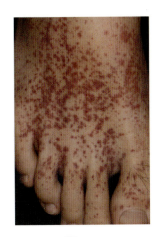

図2 紫斑

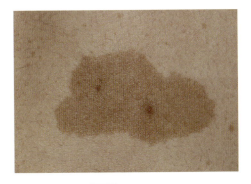

図3 褐色斑

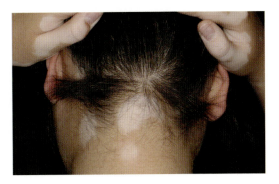

図4 脱色素斑

❷ 凸な発疹

- 充実性のもの（皮膚成分のみで構成され，物が詰まっている）か，非充実性（中に何か容れている）かで大まかに2つに分けられる
- 充実性のもの：丘疹（＜5 mm），結節（5〜30 mm），腫瘤（＞30 mm）と大きさで名称が変わる（図5）
- 非充実性のもの：内容物の種類で，水疱（漿液），血疱（血液），膿疱（膿）に分けられる（図6）

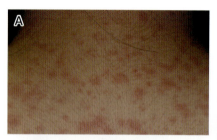
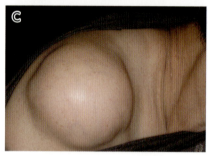
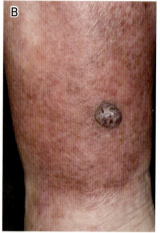

●図5● 充実性の凸な発疹
A）丘疹，B）結節，C）腫瘤．

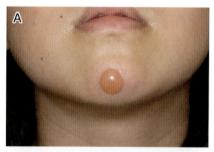
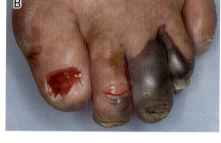
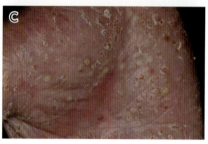

●図6● 非充実性の凸な発疹
A）水疱，B）血疱，C）膿疱．

❸ 凹んだ発疹

・浅い（表皮までの深さの）ものは**びらん**で，深い（真皮以上に至る）ものは**潰瘍**と称する（図7）
・特に，搔破や外傷によってできたものは，**表皮剝離**と呼ぶ

上記のごとく，皮膚表面からの高さで大まかに❶～❸で分け，そのなかで覚える発疹名を限れば，ざっと10～15個程度の単語を覚えるだけで大まかな表現には苦労しないことがわかります．

まとめ：発疹名は皮膚表面からの高さで大分類する
① 平坦ならすべて「斑」→あとは色を付ける
② 凸なら，充実性と非充実性．充実性は大きさで「丘疹＜結節＜腫瘤」と表現
③ 凹なら，びらんか潰瘍

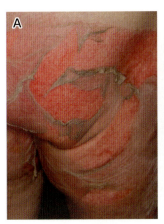
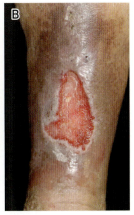

図7 凹んだ発疹
A）びらん，B）潰瘍．

3 皮疹表現クイズ　2連発

最後にクイズを2つ出題します．1問目は，空欄に当てはまる単語を選択する形式なので，初級編とします．2問目は，ノーヒントです．それぞれの回答は，p.1487にありますので，自身で解いた後に，答え合わせをしてみてください．

第1問

図8の皮疹について，①〜⑨の空欄を埋める形で単語を選択してください．なお，皮膚疾患名は問いません．

ヒント：部位は右下腿伸側，皮疹は2つ認めます．下方のメインの皮疹は，長径60 mm，短径40 mmです．ただし細かい皮疹が癒合してできていることが見てわかります．また辺縁と中心部の色が異なります．

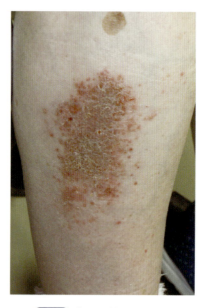

図8 右下腿伸側の発疹

右下腿伸側の上方に，（①）mm 大で（②）で境界（③）な（④）があります．右下腿中心部には（⑤）mm から（⑥）mm 大までの紅色（⑦）が集簇して形成された60 × 40 mm の紅色（⑧）があり，中心部は（⑨）調に変化し，浸出液からなる痂皮が付着しています．

① （a. 5　　b. 10　　c. 20）
② （a. 円形　　b. 地図状）
③ （a. 不明瞭　　b. 明瞭）
④ （a. 紅斑　　b. 紫斑　　c. 褐色斑）
⑤ （a. 2　　b. 5　　c. 8）
⑥ （a. 4　　b. 10　　c. 15）
⑦ （a. 丘疹　　b. 結節）
⑧ （a. 潰瘍　　b. 腫瘤　　c. 紅斑）
⑨ （a. 褐色　　b. 白色　　c. 青色）

第2問

図9の皮疹を，自身の言葉で表現してみてください．なお，皮膚疾患名は問いません．

ヒント：部位は両大腿，皮疹は多彩で平坦な皮疹から凸な皮疹，凹な皮疹もみられます．水疱の
　　　　大きさは，大きいもので500円玉大，びらんは5〜50 mm大です．
　　　使うとよい単語：**緊満性水疱**，褐色斑，びらん，不規則，地図状，鱗屑（薄い皮剥けのようなもの）

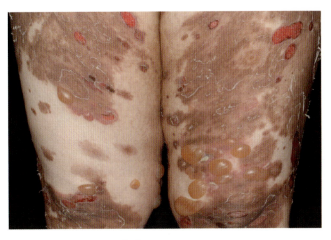

図9　両大腿の皮疹

参考文献

1)「あたらしい皮膚科学 第3版」（清水 宏/著），中山書店，2018

Profile

田口詩路麻（Shijima Taguchi）

水戸協同病院 皮膚科
最近，子どもたちと一緒に数検を受けました．高校レベルならと，3級に合格し，父の威厳をようやく保っています．小4の娘との会話を日々模索中です…．

特集 皮膚トラブルが病棟でまた起きた！

【総論】
研修医もできる！
病棟で使える皮膚科検査

田口詩路麻

① 白癬は真菌検鏡，ヘルペスウイルスは Tzanck テストで診断できる
② 検出率が高くなるよう，検体採取に適した部位の複数箇所から採取する

はじめに

　　研修医でも簡便にできる皮膚科検査が2つあります．それは，病棟でたまに遭遇する「白癬」と「ヘルペスウイルス」に対する検査です．必要なのは，**スライドガラスと顕微鏡**！そして，何よりも**自分で診断しようとする好奇心**です．自身の患者さんの皮膚トラブルをその手で解決してみましょう．

1 真菌検鏡

　　白癬をはじめとする皮膚真菌症の診断の大原則は，病変部からの真菌の検出です．皮膚真菌症の大部分を占める表在性皮膚真菌症（白癬・カンジダ症など）では，検鏡による診断が高い感度，迅速性，汎用性のすべてを兼ね備えています．検鏡を確実に行えるようになることが，すべての"カビの診療"の第一歩です．真菌感染でなくとも"カビっぽい"皮疹はたくさんあります．"カビ（真菌）"を疑ったら検鏡を行う習慣を付けておきましょう．

1）準備するもの（図1）

・顕微鏡
・KOH溶液（ズーム®など）
・スライドガラス

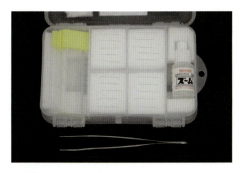

図1 当院の真菌検鏡セット
左からスライドガラス，カバーガラス，KOH 溶液．手前が無鈎アドソン鑷子．

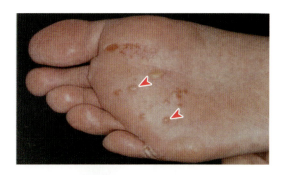

図2 小水疱型足白癬
▶：適した水疱．

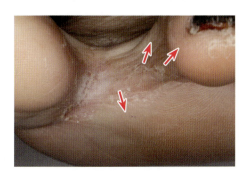

図3 趾間型足白癬
➡：剥がす方向．

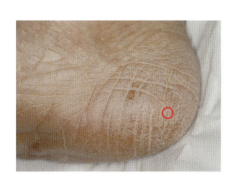

図4 角質増殖型白癬
○：複数の検体採取を試みる．

- カバーガラス
- 無鈎(むこう)アドソン鑷子(せっし)

2) 検体を採取する

　検体として適しているものは，菌の多い部位の皮膚なので，**どこから採取すると陽性所見が得られやすいかを知る必要があります**．また，検出率は検体が多いほど高くなるので，1カ所だけではなく，複数箇所から採取することが大切です．それぞれの部位・病型で採取に適した部位を覚えてください．

① 小水疱型足白癬：**水疱は検出率が高い**ため，水疱蓋を眼科剪刀で切りとって採取する（図2）．
② 趾間型足白癬：浸軟した（ふやけている）部位は検出率が低いため，不適切である．病変周囲の乾いていて，**まだ皮膚に付着している鱗屑を矢印（➡）の方向へ剥がして，新鮮な検体を採取する**（図3）．
③ 角質増殖型白癬：特に踵は検出率が低いため，多くの部位から採取する（図4）．
④ 爪白癬：爪甲の先端に菌は少ないため，爪甲を開窓（表面を削って穴を開ける）して混濁部を採取する（図5）．
⑤ 体部白癬：環状の病変は中心部に菌がいないため，**周囲の鱗屑を採取する**（図6）．

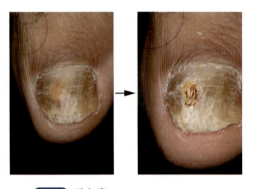

図5　爪白癬
ニッパーや剃刀で爪甲を開窓する．

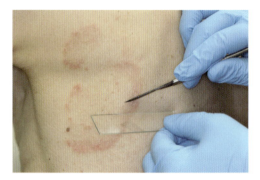

図6　体部白癬
環状皮疹の病変周囲を擦って採取する．

3）検体を処理する

　適切な処理をして，"見やすい"プレパラートを作成することが正確な診断につながります．早く検鏡を行いたいがために処理を焦ると，不正確な結果をもたらします．丁寧な下準備を心掛けましょう．

① 爪などの大きな検体は，溶けきらず検鏡できないので事前に細かく砕く．
② スライドガラスに検体を載せて，カバーガラスをかける．
③ ガラスの隙間からKOH溶液を入れる．
④ 溶解を促進するために，アルコールランプやホットプレートなどで緩徐に加熱する．
⑤ 検体が半透明になったら，カバーガラスの上から軽く検体を押しつぶす．
⑥ 塊が残ってしまい薄くのばせない場合は，カバーガラスが浮いて観察ができないので，少し放置してから観察する．

4）顕微鏡を設定して，操作する

① 絞りとコンデンサを調整し，菌要素の輪郭にコントラストがついて明瞭に見えるようにする（絞りを右に回し，コンデンサを下げる）．
② 対物レンズを10倍に設定して接眼レンズと併せて100倍の条件が，菌要素を探すにも，全体像を把握するにもちょうどよい．
③ 左手で視野を動かしつつ，右手でステージの微動ハンドルを上下に動かして，ピントを合わせる．

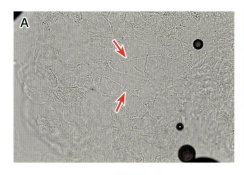
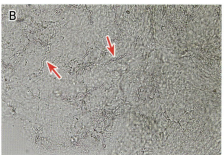

図7 菌糸
A) 比較的まっすぐに伸びる．B) 数珠状に伸びる．

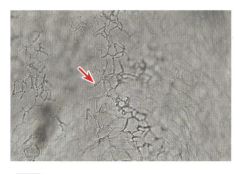

図8 モザイク菌
菌と名前がついているが，角層間にある油滴が糸状菌にみえる人工物である．

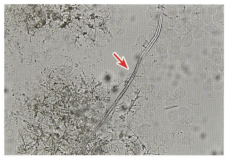

図9 衣類の繊維

5）最後に"菌体"を見つける

① 白癬の菌糸は分岐しながら，比較的まっすぐに伸びる（図7A）．
② くびれて数珠状になっている菌糸もある（図7B）．
③ 紛らわしいものは，人工物であるモザイク菌（図8）と衣類などの繊維（図9）である．

2 Tzanck テスト

Tzanckテストは採取した塗抹検体をギムザ染色することにより，巨細胞，棘融解細胞を検出する染色法であり，ヘルペスウイルス感染症〔水痘・帯状疱疹ウイルス（varicella zoster virus：VZV），単純ヘルペスウイルス（herpes simplex virus：HSV）〕のほか，自己免疫性水疱症である天疱瘡群の診断に用いられます．主に水疱を呈する皮膚疾患（膿痂疹，手足口病など）がヘルペスウイルス感染症か否かの結果を迅速に得られるという点が最大の利点です．

帯状疱疹，単純疱疹，水痘などのVZV/HSV関連皮膚疾患の水疱病変部の表皮には，ウイルス感染により角化細胞の球状変性・網状変性が認められます．Tzanckテストを行うと，鏡検でウイルス性巨細胞や角化細胞の円形化などが確認できます．

1） 準備するもの

- ・顕微鏡
- ・ギムザ染色液（ヘマカラー®簡易迅速セットでも代用可）
- ・スライドガラス
- ・無鈎アドソン鑷子

2） 検体を採取する

検体として適しているものは新鮮な水疱であり，痂皮が付着しているような古い皮疹では巨細胞などは検出されません．複数の水疱があれば，数カ所採取したり，患者から比較的新しい皮疹はどれかを聴取したりすることも大切です．

① 皮疹の水疱蓋を無鈎アドソン鑷子で破る（図10A）．
② 水疱底部にウイルス感染細胞が多く存在するため，スライドガラスを強く擦り当てて，水疱底部の細胞を擦過採取する（図10B）．
③ ワセリンなどの塗布物や膿が存在する場合には，それらを除去してから採取することで判定がしっかりとできる．

3）ギムザ染色

　基本は，乾燥→純メタノール固定→ギムザ染色→水洗→自然乾燥の順番で行います（図11）．しっかりと行うと30分程度はかかってしまいますので，手軽にできる簡易ギムザ染色や，前述したヘマカラー®を使用する方法があります．慣れていない場合は，院内の検査部にお願いしてもよいと思います．

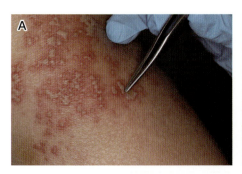
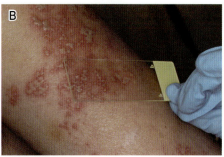

図10　水疱からの検体採取
紅暈（周囲の赤み）を伴う多発性小水疱・膿疱．
A）破かれる水疱蓋，B）細胞の擦過採取．

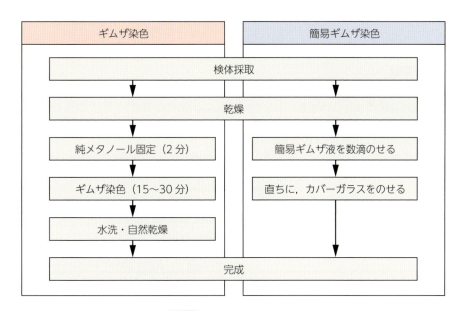

図11　ギムザ染色の手順

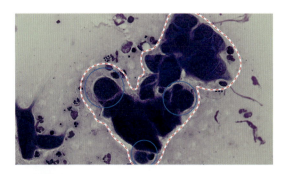

図12 ウイルス性巨細胞
---：ウイルス性巨細胞，○：ballooning cell．

4）顕微鏡で巨細胞を確認する

① 絞りを左に回して開き，コンデンサを上げる．
② 対物レンズは10倍で接眼レンズと併せて100倍の条件が，ちょうど適している．
③ 周囲のほかの細胞のサイズと比較して，明らかに大型で円形を呈しているものをballooning cellといい，大型で多核の巨細胞が確認されればヘルペスウイルス感染と診断できる可能性が高い（図12）．

参考文献

1）清 佳浩：真菌鏡検の基本．Visual Dermatology, 13：394-397, 2014
2）藤広満智子：簡便な真菌検査法．日本真菌学会誌，48：132-136, 2007
3）日野治子：皮膚科Q&A ヘルペスと帯状疱疹．
https://www.dermatol.or.jp/qa/qa5/index.html

Profile

田口詩路麻（Shijima Taguchi）
水戸協同病院 皮膚科
総合診療科だけでなく，皮膚科にも興味のある方はぜひとも，見学お待ちしています！！ 詳細は下記HPをご覧ください．
病院HP http://www.mitokyodo-hp.jp/
臨床研修案内 http://www.mitokyodo-hp.jp/center/

特集 皮膚トラブルが病棟でまた起きた！

【総論】
研修医も知っておくべき！
ステロイド外用薬

田口詩路麻

①強さや部位による使い分け，長期使用時に懸念される局所性副作用などステロイド
　外用薬特有の注意点を考慮する
②患者さんのアドヒアランスとコンプライアンスを考慮し，無理なく継続できるよう
　指導する
③ステロイド外用薬は主剤が同じでも基剤によりさまざまな剤形を呈し，適応も変わる

■ はじめに

　　ステロイド外用薬は，優れた抗炎症作用をもち，アトピー性皮膚炎やかぶれなどの湿疹・皮膚炎群のみならず，虫刺されなどの日常罹患する炎症性皮膚疾患の治療に広く用いられます．研修医の皆さんも日常的に頻用している薬剤かと思いますので，強度の分類（「ランク」）と部位による使い分けや，長期使用時に懸念される局所性副作用など，ステロイド外用薬特有の注意点を理解しましょう．

1 ステロイド外用薬のクラス分けと使い分け

1）強度によるクラス分け（ランク）

　　ステロイド外用薬を最大限に活用するためには，その優れた抗炎症作用を利用するとともに，後述する皮膚萎縮などの局所性副作用が出現しないような配慮が必要となります．そのためには，過不足のないランクを選択することが大切です．強すぎるランクは副作用が出やすくなりますし，不十分なランクですと効果が望めないばかりか，長期間の使用につながり，副作用の出現をもたらす危険性があります．

レジデントノート　Vol. 20　No. 9（9月号）2018　　*1479*

表1 ステロイド外用薬の分類

薬効	一般名	代表的な製品名
Ⅰ群 ストロンゲスト	クロベタゾール	デルモベート®
	ジフロラゾン	ジフラール®，ダイアコート®
Ⅱ群 ベリーストロング	モメタゾン	フルメタ®
	ベタメタゾン	アンテベート®
	ジフルコルトロン	ネリゾナ®
Ⅲ群 ストロング	デキサメタゾン	メサデルム®，ボアラ®
	ベタメタゾン	リンデロン®V，リンデロン®VG
Ⅳ群 マイルド/ミディアム	アルクロメタゾン	アルメタ®
	クロベタゾン	キンダベート®
	ヒドロコルチゾン	ロコイド®
Ⅴ群 ウィーク	プレドニゾロン	プレドニゾロン

リンデロン®VG軟膏＝ベタメタゾン＋ゲンタマイシン硫酸塩の合剤.

表2 筆者が考える体幹・四肢の皮疹に対するステロイド外用薬のランク

	皮疹の性状	ステロイド外用薬ランク
重症	浮腫/浸潤ないし苔癬化を伴う紅斑/多発する丘疹/高度の鱗屑・痂皮の付着/小水疱/多数の掻破痕/痒疹結節など	ベリーストロングを第一選択とします. 特に痒疹結節に対しては, 部位を限定して, ストロンゲストの使用を検討します
中等症	中等度までの紅斑/鱗屑/少数の丘疹/少数の掻破痕など	ストロングを第一選択とします. 難治部位に対しては, 部位を限定して, ベリーストロングを使用することがあります
軽症	乾燥および軽度の紅斑など	マイルド/ミディアム以下を第一選択とします

苔癬化：皮膚の慢性浸潤性変化をさす. 表記は肥厚し, 表面が乾燥した状態. 長期間罹患した湿疹でみられる.

　本邦では, ステロイド外用薬は血管収縮試験に基づき, 5群 (Ⅰ群：ストロンゲスト, Ⅱ群：ベリーストロング, Ⅲ群：ストロング, Ⅳ群：マイルド/ミディアム, Ⅴ群：ウィーク) に分類されています (表1)[1].

　ステロイド外用薬を処方する際には, 皮疹の性状や重症度だけでなく, 部位, 年齢などを考慮して, 上記の5群から適切なランクを選択します.

2) 重症度による使い分け

　日本皮膚科学会によるアトピー性皮膚炎ガイドライン[1] には, 個々の皮疹の重症度からステロイド外用薬のランクを決める基準が示されています. 詳細は成書などに譲るとして, 筆者は体幹・四肢の皮疹について, 表2のように選択しています.

　ただし, 皮疹を見慣れていない研修医の皆さんは想像しにくいと思いますので, それぞ

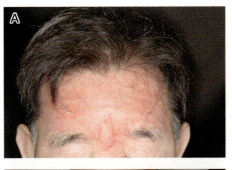
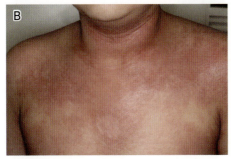
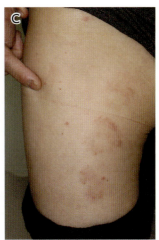

図1　湿疹・皮膚炎の重症度別臨床像
A）浸出液を伴うびまん性紅斑（接触皮膚炎），B）乾燥と掻破痕を伴う紅斑（アトピー性皮膚炎），C）軽い落屑を伴う褐色斑（貨幣状湿疹）．

れの重症度の写真を示します（図1）．ステロイド外用薬は，十分な強さのものをまずは使用し，その後ランクダウンすることが基本ですので，「(躯幹・四肢であれば，)まずはベリーストロングで開始し，1週間後改善していたらストロングに変更，改善がなければストロンゲストも検討する」でもよいと思います．

3）部位による使い分け

　ステロイド外用薬は表皮からの直接吸収よりも，主に毛包を経て吸収されるため，**毛包が多い部位ほど外用薬の経皮吸収が高まる**ことになります．また**皮膚が薄いほど経皮吸収が高まる**ため，外用薬は部位ごとに経皮吸収度が大きく異なります（図2）．当然，経皮吸収度の違いが薬効や副作用にかかわってきますので，注意が必要になります．

　例えば，顔面や頸部，陰部などの皮膚は，皮膚が薄いためステロイド外用薬の吸収がよく〔前腕（屈側）に比して，6～42倍〕，薬効を得られやすいですが，その一方で皮膚萎縮や毛細血管拡張（図3A），酒さ様皮膚炎（図3B）などの局所性副作用が出現する可能性が高い部位といえます．逆に，足底など皮膚が厚く，吸収が低い部位は弱いクラスでは薬効を得にくい一方，副作用が生じにくい側面があります．

　したがって，**顔面や頸部，陰部の湿疹・皮膚炎に対しては，一般的にミディアムクラスのステロイド外用薬を選択**します．逆に足底などにはベリーストロング以上を複数回塗布するように指導しましょう．

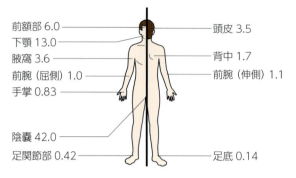

図2　部位ごとの外用薬経皮吸収度
前腕(屈側)の経皮吸収度を1.0とする．
文献2をもとに作成．

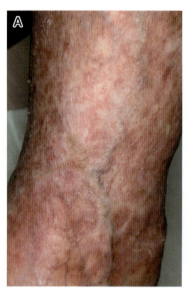
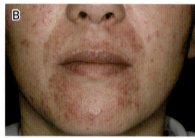
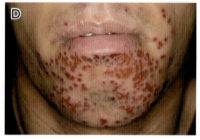
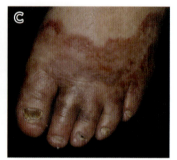

図3　局所性副作用
A) ステロイド外用による皮膚萎縮と毛細血管拡張，B) 酒さ様皮膚炎，C) 足白癬，D) カポジ水痘様発疹症．

4) 年齢による使い分け

　一般に皮膚科医は，上記1)〜3)を基本として，高齢者や小児は1ランク下げるようにしています[1, 3]．その理由は皮膚の厚さに由来しており，高齢者と小児は皮膚が薄くステロイド外用薬が吸収されやすいためです．湿疹・皮膚炎の重症度を目安にしたステロイド外用薬のランクを表3に示します．

[特集] 研修医も知っておくべき！ステロイド外用薬

表3 年齢・重症度別ステロイド外用薬の使い分け

軽症	中等度	重症	最重症
面積にかかわらず軽度の皮疹のみみられる	強い炎症を伴う皮疹：体表面積の10％未満	強い炎症を伴う皮疹：10％以上30％未満	強い炎症を伴う皮疹：30％以上

保湿剤・保護剤（軽症から最重症まで使用可能）			
2歳未満	必要に応じてステロイド外用薬（ミディアム以下）	ステロイド外用薬（ミディアム以下）	ステロイド外用薬（ストロング以下）
2〜12歳		ステロイド外用薬（ストロング以下）	ステロイド外用薬（ベリーストロング以下）
13歳以上		ステロイド外用薬（ベリーストロング以下）	
使用する外用量の目安（5 gチューブ）	ごく少量	0.5本以内（〜2.5 g）5 FTU	0.5〜1.5本（2.5 g〜7.5 g）15 FTU / 1.5本〜5本（7.5 g〜25 g）50 FTU

→：十分な効果が認められない場合（ステップアップ），→：十分な効果が認められた場合（ステップダウン）．
FTU（finger tip unit）：人差し指の先端から第1関節までチューブから出した量を1 FTUという．「1 FTUを手のひら2枚分」の広さに塗るのが適量．
文献3より改変．

2 ステロイド外用薬の使用法

1）外用の回数

　　ステロイド外用薬は，「1日1〜数回患部に塗布する」と添付文書に記載されていることが多く，臨床上でも急性増悪した湿疹・皮膚炎に対しては，2回以上外用した方が皮疹の改善は早いと実感しています．しかし外用薬は内服薬と異なり，比較的手間と時間のかかる治療行為であり，1日1回でもある程度の効果は期待できることから，患者さんのアドヒアランスとコンプライアンスを天秤にかけて，無理なく継続できるように指導する必要があります．筆者は，「今日から1週間は1日2回塗りましょう．でも，よくなってきたら，回数を1日1回に減らしますよ」と説明しています．

2）外用のタイミング

　　1日1回外用する場合は**入浴後に行うことが一般的**ですが，2回外用となると，さらに午前中や就寝前などに1回行うことになります．

3 ステロイド外用薬の副作用

1) 局所性副作用

　　ステロイド外用薬は，優れた抗炎症作用だけでなく，さまざまな細胞機能に影響を与えるため，副作用がしばしば問題となります．ただし，ステロイド外用薬で全身性の副作用を生じることは稀であり，実臨床の場で問題となるのは主に外用部位への局所性副作用です．下記に主な局所性副作用を列挙します（図3）．

① 表皮角化細胞・真皮線維芽細胞への抑制作用によるもの
　⇒皮膚萎縮，ステロイド紫斑，毛細血管拡張など（図3A）
② ホルモン作用によるもの
　⇒多毛，ざ瘡，酒さ様皮膚炎（図3B）など
③ 免疫抑制作用によるもの
　⇒皮膚感染症（細菌，真菌，ウイルス）の悪化など（図3C，D）

2) 眼周囲への外用

　　眼周囲へのステロイド外用の際には，緑内障の悪化や誘発のリスクを念頭におくとよいでしょう．特にアトピー性皮膚炎患者さんなどで外用期間が長期にわたる場合は，院内の眼科医に相談するなどして，定期的な診察や眼圧測定を勧めましょう．

3) 色素沈着

　　患者さんより，「ステロイド外用で肌が黒くなるのが心配」という声を聞くことがありますが，患部の色素沈着はステロイド外用薬による副作用ではなく，湿疹などが治療によって鎮静化した後に生じる炎症後の反応です．したがって，「適切なステロイド外用薬を用いて，炎症を早めに治療することで，色素沈着のリスクも減らせる」と説明してみましょう．

4) 全身性副作用

　　ステロイド外用薬では，ほとんど生じることはないですが，強力なランクを長期間使用したり，乳幼児・小児に使用したりする場合は，医原性cushing症候群や副腎不全に至る可能性を多少考慮しておく必要があります．

4 ステロイド外用薬の基剤と剤形

　　一般にステロイド外用薬は主剤と基剤から構成されています．主剤は目的とした治療効果を決定する薬剤であり，それを溶かし込んだ媒体が基剤です．基剤は主剤の皮膚への浸透を助け，種類によって保湿作用，乾燥作用，軟化作用，保護作用，冷却作用などさまざまな作用をもちます．そのため，基剤そのものを治療目的で使用することも少なくありません．基剤に求められる条件は，刺激がなく，無色透明で無臭ということであり，主剤を

[特集] 研修医も知っておくべき！ステロイド外用薬

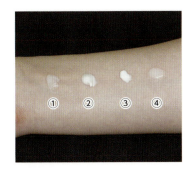

図4 各薬剤の外観
① 油脂性軟膏，② 油中水型乳剤性軟膏（w/o型），
③ クリーム（o/w型），④ 乳剤性ローション．

表4 代表的な剤形の特長一覧

剤形	適した部位・利点	不適な部位・欠点
軟膏	どこでも使える，安定，安心	べたつく，テカる
クリーム	べたつかず，塗り心地がよい	潰瘍・びらん部位・浸軟部位
ローション	被髪頭部，ストーマ周囲	

安定的に保持することも重要な役割です．

　外用薬は主剤が同じであっても，基剤によってさまざまな剤形を呈し，その適応も変わります．また，使用しやすい部位も異なります．以下に代表的な基剤を用いた剤形をあげ，その特性を解説します（図4，表4）．

1）軟膏（ointment）

　他の剤形と比べて刺激が少なく，皮膚表面を保護する力が強いため，最も頻用される剤形です．大きく以下の2つに分けられます．

❶ 油脂性軟膏（図4①）

　最も頻用される，いわゆる「狭義の軟膏」です．主にワセリンが使用されますが，水を含まず，かつ水に溶けないため，基剤そのものに強い皮膚保護作用や軟化作用があります．刺激性が最も低いため，すべての皮疹に使用できる汎用性があります．

例：ステロイド軟膏各種，白色ワセリン（プロペト®），亜鉛華単軟膏など

❷ 油中水型乳剤性軟膏 (図4②)

乳化剤を用いて，油脂性軟膏中に水分の微粒子を含ませたもので，water-in-oil（w/o）型とも表記されます．塗布後に冷却感があり，コールドクリームとも呼ばれます．皮膚の保護作用は油脂性軟膏とクリームの中間であり，べたつき感も同様です．乾燥する皮膚病変に使用します．

例：ヘパリン類似物質（ヒルドイド®ソフト軟膏），ジフルコルトロン（ネリゾナ®ユニバーサルクリーム）など

2) クリーム (cream) (図4③)

いわゆる「クリーム」と呼ばれる外用薬は，乳化剤を用いて水分のなかに油脂の微粒子を懸濁させたもので，水中油型乳剤性軟膏〔oil-in-water (o/w) 型〕とも呼ばれます．べたつきが少なく，薄く伸ばすことで外用薬の色も消えることから，アドヒアランスは良好です．一方で時に刺激性をもち，親水性であるため，びらん面や湿潤傾向のある病変には不向きです．

例：ステロイドクリーム各種，スルファジアジン（ゲーベン®クリーム），尿素（ケラチナミンコーワクリーム）など

3) ローション (lotion)

液体に主剤を混ぜたもので，外用すると液体が蒸発して冷却効果，収斂作用，保護作用などをもたらします．基剤となる液体としては，乳剤性ローションやアルコール剤が有名です．

❶ 乳剤性ローション (図4④)

乳化剤を用いて水中油型（o/w型）の乳剤としたもので，非浸潤性病変が適応となります．皮膚表面によく伸び，皮膜をつくり，冷却感があります．水で簡単に流すことができ，べたつかないことから，被髪頭部に最も頻用されます．

例：ステロイドローション各種，ヘパリン類似物質（ヒルドイド®ローション）など

❷ アルコール剤

揮発性アルコール類を用いて主剤を溶解したもので，塗布後直ちに蒸発するため使用感に優れますが，刺激性が強く，びらん面や掻破した部分には不向きです．さっぱりとした使用感の反面，皮膚表面を乾燥させ過ぎることがあります．

例：クロベタゾール（デルモベート®スカルプローション），ジフルコルトロン（ネリゾナ®ソリューション），カルプロニウム（フロジン®外用液）など

文　献

1）古江増隆, 他：アトピー性皮膚炎診療ガイドライン. 日皮会誌, 119：1515-1534, 2009

2）Feldmann RJ & Maibach HI：Regional variation in percutaneous penetration of 14C cortisol in man. J Invest Dermatol, 48：181-183, 1967

3）「アトピー性皮膚炎ガイドライン 2015年版」（片山一朗／監）, 協和企画, 2015

4）梅林芳弘：ざっくりわかる, 皮膚外用薬の選び方. 日本医事新報, 4760：24-29, 2015

5）大谷道輝：外用薬：レジデントに必要な基礎知識. レジデント, 9：6-13, 2016

pp.1470〜1471「皮疹表現クイズ2連発」の解答

第1問：①b. 10, ②a. 円形, ③b. 明瞭, ④c. 褐色斑, ⑤a. 2, ⑥a. 4, ⑦a. 丘疹, ⑧c. 紅斑, ⑨a. 褐色

第2問：【解答例】両大腿伸側に, 8〜15 mm大までの緊満性水疱が, 不規則に10個以上存在し, 周囲には5〜15 mm大のびらんと鱗屑を伴う色素沈着（褐色斑）が地図状に分布している.

Profile

田口詩路麻（Shijima Taguchi）

水戸協同病院 皮膚科
総合診療科だけでなく, 皮膚科にも興味のある方はぜひとも, 見学お待ちしています！！詳細は下記HPをご覧ください.
病院HP http://www.mitokyodo-hp.jp/
臨床研修案内 http://www.mitokyodo-hp.jp/center/

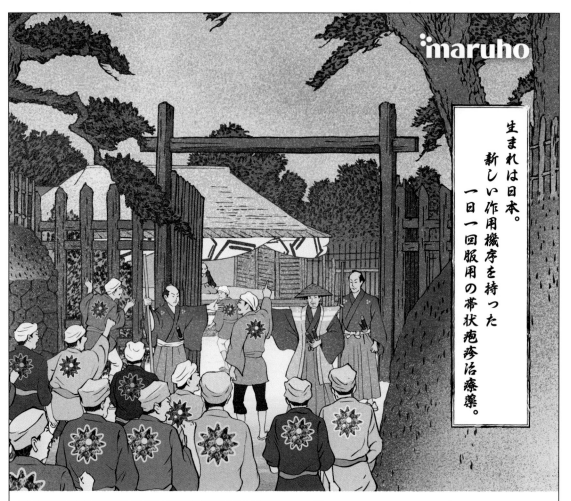

生まれは日本。
新しい作用機序を持った
一日一回服用の帯状疱疹治療薬。

〔**禁忌**（次の患者には投与しないこと）〕
(1) 本剤の成分に対し過敏症の既往歴のある患者
(2) リファンピシンを投与中の患者〔「相互作用」の項参照〕

〔効能・効果〕
帯状疱疹

〔用法・用量〕
通常、成人にはアメナメビルとして1回400mgを1日1回食後に経口投与する。

〔使用上の注意〕
1. 重要な基本的注意
　(1) 本剤の投与は、発病初期に近いほど効果が期待できるので、早期に投与を開始すること。なお、目安として皮疹出現後5日以内に投与を開始することが望ましい。
　(2) 本剤は、原則として7日間使用すること。改善の兆しが見られないか、あるいは悪化する場合には、速やかに他の治療に切り替えること。
　(3) 本剤は、悪性腫瘍や自己免疫性疾患など免疫機能の低下を伴う患者に対する有効性及び安全性は確立していない。
2. 相互作用
　アメナメビルはCYP3Aで代謝される。またCYP3A及び2B6を誘導する。（〔薬物動態（薬物相互作用）〕の項参照）
　(1) 併用禁忌（併用しないこと）
　　　リファンピシン（リファジン）
　(2) 併用注意（併用に注意すること）
　　　CYP3Aの基質となる薬剤（ミダゾラム、プロチゾラム、ニフェジピン等）、CYP3Aを阻害する薬剤（リトナビル、クラリスロマイシン等）、グレープフルーツジュース、シクロスポリン、CYP3Aを誘導する薬剤（リファブチン、カルバマゼピン、フェノバルビタール等）、セイヨウオトギリソウ（St. John's Wort、セント・ジョーンズ・ワート）含有食品、CYP2B6の基質となる薬剤（エファビレンツ）

3. 副作用
　承認時までの臨床試験において、317例中46例（14.5%）に副作用が認められた。主な副作用は、β-NアセチルDグルコサミニダーゼ増9例（2.8%）、α1ミクログロブリン増加6例（1.9%）、フィブリン分解産物増加5例（1.6%）、心電図QT延長4例（1.3%）であった。（承認時）

〔承認条件〕
医薬品リスク管理計画を策定の上、適切に実施すること。

〔投薬期間制限医薬品に関する情報〕
本剤は新医薬品であるため、厚生労働省告示第107号（平成18年3月6日付）に基づき、平成30年8月末日までは、投薬は1回14日分を限度とされている。

● その他の使用上の注意については添付文書をご参照ください。

処方箋医薬品※
抗ヘルペスウイルス剤
アメナリーフ®錠200mg 薬価基準収載
Amenalief® Tab.：アメナメビル 錠
※注意―医師等の処方箋により使用すること

製造販売 maruho マルホ株式会社
〔資料請求先〕大阪市北区中津1-5-22 〒531-0071
（ホームページアドレス）https://www.maruho.co.jp/

(2017.11作成)

特集　皮膚トラブルが病棟でまた起きた！

皮膚が赤くなった！

渡辺　玲

症例

　20歳代男性．ウイルス性脳脊髄炎の診断でステロイドパルス，ランソプラゾール内服治療を開始していた．その12日後，38℃台の発熱，倦怠感が出現．同時期より体幹・四肢・顔面に紅斑が出現し，急速に拡大した．皮疹出現時はプレドニゾロン10 mg/日内服中であった．皮疹出現より2日後から流涙，口腔内びらんが出現した．

　受診時現症：体幹・四肢・顔面に3〜20 mm大の浸潤を触れる環状紅斑が多発し，紅斑に一致して水疱形成を認めた（図1）．特に体幹部では紅斑が融合してびまん性紅斑を形成し，体位交換にて皮膚が容易に剥離した（図2）．口腔内，口唇はびらん，潰瘍を形成し，眼球結膜充血を伴った．

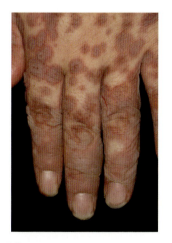

図1　症例：手背・手指
3〜20 mm大の浸潤を触れる紅斑が多発し，同部位に水疱を形成する．

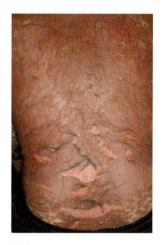

図2　症例：背部
びまん性紅斑を形成し，接触で容易にびらんを形成する．

① 診断は？　　② 検査はどうする？　　③ とりあえずの対応は？

解答：① 中毒性表皮壊死症（toxic epidermal necrosis：TEN）型薬疹
② 薬歴の聴取，皮膚生検，白血球刺激試験（drug-induced lymphocyte stimulation test：DLST）
③ 被疑薬の中止，副腎皮質ホルモン高用量内服あるいは点滴投与

1 病棟で遭遇する「皮膚が赤くなった！」を呈する皮膚疾患はこれ！

皮膚が赤くなる疾患は多岐に及びますが，入院中に急に生じるような疾患は中毒疹，接触皮膚炎，感染症（蜂窩織炎・丹毒など）といったものに限られています．ここでは，病棟で遭遇し研修医や非専門医を最も悩ませるであろう中毒疹，特に薬疹について略説します．

1）中毒疹・薬疹

中毒疹とは，異物（**薬剤**，ウイルス，細菌など）が体内に侵入すること，あるいはその異物が体内で産生した物質が生体に障害を与え，発疹が出現した状態をさします．発疹は**左右対称性**に分布し，種々の大きさの**紅斑・丘疹**が出現します．また**癒合傾向**を示しますが，個々の発疹は比較的揃った大きさを呈します．なお，**播種状紅斑丘疹型薬疹とウイルス性発疹症の鑑別は皮疹だけではできません**．しかし，① 生活環境，② 治療歴・薬歴，③ 粘膜疹・リンパ節，④ 検査所見などを丁寧に医療面接・確認することで鑑別の一助になります．**表1**を参考に，確認するとよいでしょう．大切なことは「重症薬疹を見逃さな

表1 播種状紅斑丘疹型薬疹とウイルス性発疹症の鑑別

	播種状紅斑丘疹型薬疹	ウイルス性発疹症
① 生活環境 ・家族/学校などで同様の感染症の流行がある ・今まで麻疹・風疹・水痘にかかっていない	×	○
②-1 治療歴 ・高齢者で入院治療を受けていた ・抗てんかん薬を以前より服用している	○	×
②-2 治療歴 ・若者で従来健康 ・発熱・発疹症状が出てから薬剤を内服した	△	○
③ 粘膜疹・リンパ節	・コプリック斑→麻疹 ・後耳介リンパ節腫脹→風疹 ・播種状紅斑丘疹型薬疹→なし ・口腔・結膜・陰部など複数の粘膜疹→SJS ・体表リンパ節腫脹→DIHS	
④ 白血球数	増加（DIHSでは，≧11,000/μLが診断基準）	一般的に低下する
⑤ 好酸球増多・異型リンパ球出現	○	×

コプリック斑：口の中の頬粘膜にみられる1mm程度のやや隆起した白色の斑点．

いこと」であり，軽症の薬疹とウイルス性発疹症は，完全な鑑別ができなくとも，対症療法と被疑薬中止で対応可能なことがほとんどです．

薬疹の多くがT細胞を介する遅延型アレルギー反応で，投与開始7〜14日後に生じることが一般的です．古典的な遅延型アレルギー反応以外にも，薬剤自身がT細胞受容体や主要組織適合抗原に親和性をもつためにT細胞が活性化される場合なども知られています．実際近年の研究で，決まったHLA（human leukocyte antigen：ヒト白血球抗原）を有する場合に特定の薬剤への薬疹が発症しやすいことが報告されています[1]．また，活性化されるT細胞の種類と臨床像とが相関することもわかってきました．

2）薬疹の分類

薬疹は臨床像，組織像から，播種状紅斑丘疹型，多形紅斑型，膿疱型，紫斑型，光線過敏型，水疱型，紅皮症型，TEN型，固定薬疹，Stevens Johnson症候群（SJS），薬剤性過敏症症候群（drug-induced hypersensitivity syndrome：DIHS），手足症候群などに分類されます．このうち，迅速な対応を要する薬疹として，多形紅斑型薬疹，TEN，SJS，DIHSがあげられます．最初の3病型は大まかに粘膜症状（図3），皮膚びらんの範囲で区別されますが，進展例もあります[2]．本邦では，皮膚のびらんや水疱の面積が体表面積の10％未満のものをSJS，10％以上のものをTENとしています．SJS/TENは表2のような薬剤が主な原因薬剤として報告されています．DIHS（図4）は，特定の薬剤（表3）に伴って生じます．通常の薬疹より薬剤内服期間が長く，ヒトヘルペスウイルス-6型，サイトメガロウイルス，EBウイルスといったヘルペスウイルス属の再活性化を伴うことが特徴です．原因薬剤中止後も皮疹や内臓障害が遷延することが知られています[4]．

日本皮膚科学会から，重症多形滲出性紅斑・SJS・TENの診療ガイドラインが公開されています[2]．厚生労働省からも，DIHSの対応マニュアルがオンラインで参照できます[4]．

いずれの薬疹も，治療は被疑薬の中止が原則です．上述の急を要する薬疹以外のほとんどが，薬剤の中止のみで症状軽快します．発熱などの全身症状，血液検査上の炎症所見，肝腎機能障害を伴うような場合では，ステロイド内服治療を必要とします．重症薬疹では被疑薬中止のうえ，ステロイド全身投与を行うのが原則です．

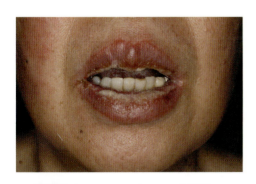

図3 Stevens Johnson症候群の口唇びらん

表2 SJS/TENの主な原因薬剤

医薬品名	報告数（件）
アロプリノール	107
ラモトリギン	101
カルバマゼピン	86
アセトアミノフェン	54
ロキソプロフェン	49
ガレノキサシン	32
レボフロキサシン	29

文献3をもとに作成．

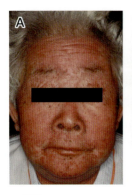
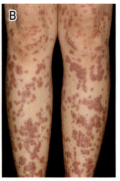

図4 DIHS
多彩な皮疹を呈する．
A) 融合したびまん性紅斑を認めた症例（顔面）．
B) 環状浸潤性紅斑に膿疱を伴った症例（下肢）．

表3 DIHSを生じうる薬剤

原因薬剤	
抗けいれん薬	ラモトリギン
	カルバマゼピン
	フェニトイン
	フェノバルビタール
	ゾニサミド
ジアフェニルスルホン	
サラゾスルファピリジン	
アロプリノール	
ミノサイクリン	
メキシレチン	

2 研修医がどこまでできるか？ やるべきか？（図5）

　薬疹を疑ったら，被疑薬を見出すために**薬歴の確認を第一**に行います．上述のように，通常内服開始から7～14日程度経過した薬剤が原因となっている可能性が高いですが，過去に使用歴のある薬剤で感作が成立している場合には内服再開後早期に皮疹が生じます．また，**DIHSの場合には内服開始から数カ月経過している**ような例もありますので，2週分のみ遡って薬歴を調べるだけでは見落とす場合があります．

　同様の皮疹は，感染症に伴って生じることも多く，単純ヘルペスウイルス，サイトメガロウイルス，マイコプラズマ，溶血性レンサ球菌などが判明した場合は，その治療を要することがあります．そのため，これらの検査も同時に進めるのがよいでしょう．

● 研修医が確認しておくべきポイント!!

① 薬歴：過去1カ月以内に開始した薬剤をまず，第一容疑者としてピックアップし，「薬疹情報」[5]で報告数を確認しておく．DIHSを疑う場合は，1カ月以上内服している薬剤も確認するが，薬剤は上述のごとく，比較的限られている

② 検査所見：白血球数，肝機能，腎機能の値が正常値なら，ひとまず安心できる

③ バイタルサイン：発熱，倦怠感などがみられず全身状態が保たれていれば，ひとまず安心できる

④ 中止できない薬剤の有無：重症薬疹を疑った場合，皮膚科から全ての薬剤の中止を助言される可能性があるため，どうしても中止できないもの，変更可能なもの，代替薬の有無をあらかじめ主治医・上級医に確認しておく

⑤ 粘膜疹を見つける：a.眼球結膜の充血，b.口唇/口腔内の発赤・びらん，c.外陰部/肛門のびらん

⑥ 眼科コンサルト：SJS/TENで視力障害を残す可能性があるため，粘膜疹がある場合は，眼科医への早めの相談は欠かせない

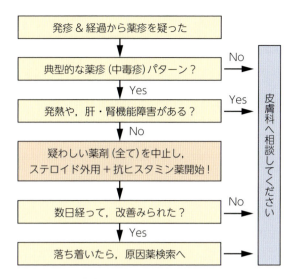

図5 薬疹対応アルゴリズム

3 皮膚科医・専門医へのコンサルトポイントはここ！

　薬剤中止として経過観察でよいか，全身治療が必要かの判断は，おおむね全身症状の有無が参考になります．

- ・発熱，血液検査上炎症反応の上昇
- ・肝腎機能障害との連動
- ・口唇や口腔内の浮腫性紅斑やびらん，陰部の疼痛やびらん，眼球や眼瞼の結膜充血

　といった症状を伴う場合，重症薬疹の可能性を念頭に，早期の皮膚科医への相談をお勧めします．また，薬剤中止後1週間程度経過しても皮疹の改善がみられない場合も，他疾患鑑別を含め皮膚科医への相談を行ったほうがよいと思います．TENなどは急速に拡大し，多臓器不全を併発して，場合によっては死に至るケースもあるため，施設によっては常勤皮膚科医がいる総合病院・高次機能施設への転院搬送も考慮すべきです．

4 治療のABC（表4）

　全身症状を伴わない紅斑の場合，被疑薬の中止で経過観察をする，あるいはステロイド外用薬，内服抗アレルギー薬を使用します．全身症状を伴う場合，薬剤中止のうえ，多くはステロイド内服を行います．通常プレドニゾロン0.5 mg/kg程度までの中等量内服で症状が1週以内に改善していきます．重症薬疹ではステロイド高用量内服が行われることが多く，改善しない場合にはステロイドパルスも施行されます．SJS，TENでは他に血漿交換療法，免疫グロブリン投与も保険適応されています．DIHSでは，急速なステロイドの減

表4 薬疹の重症度別処方例

重症度	症状例
軽症（全身症状なし）	フェキソフェナジン（アレグラ®）1回60 mg（1錠），1日2回，ベタメタゾン（アンテベート®クリーム）適量外用，1日2回
中等症以上	プレドニゾロン錠 0.5 mg/kg/日を1〜2回に分けて内服
重症	ステロイドパルス療法や血漿交換を必要とする場合もあるため，専門医・皮膚科医のいる総合病院に紹介を検討する

量がヒトヘルペスウイルス-6型などの再活性化を招きやすく，緩徐な減量が一般的です．

　症例の患者さんはランソプラゾールを中止し，プレドニゾロンを1 mg/kg内服に増量し，免疫グロブリン大量静注療法を行いました．また外用ステロイドも用いました．その結果，新生紅斑はみられなくなり，びらん・水疱も徐々に上皮化しました．内服プレドニゾロンは2.5カ月の経過でもとの内服量まで減量し，再燃はありませんでした．この症例では，ランソプラゾールに対するDLSTは陰性でしたが，ランソプラゾールが原因であった可能性は否定できません．

■ 文　献

1）Tangamornsuksan W, et al：Relationship between the HLA-B*1502 allele and carbamazepine-induced Stevens-Johnson syndrome and toxic epidermal necrolysis：a systematic review and meta-analysis. JAMA Dermatol, 149：1025-1032, 2013

2）重症多形滲出性紅斑ガイドライン作成委員会：重症多形滲出性紅斑スティーヴンス・ジョンソン症候群・中毒性表皮壊死症診療ガイドライン. 日本皮膚科学会誌 , 126：1637-1685, 2016

3）厚生労働省：医薬品・医療機器等安全性情報. 290, 2012
http://www.mhlw.go.jp/www1/kinkyu/iyaku_j/iyaku_j/anzenseijyouhou/290.pdf

4）独立行政法人 医薬品医療機器総合機構：重篤副作用疾患別対応マニュアル 薬剤性過敏症症候群. 2007
http://www.info.pmda.go.jp/juutoku/file/jfm0706001.pdf

5）「薬疹情報 第17版 1980-2016」（福田英三 / 著）
http://www.fukuda-derma.com/yakushinjyouhou.html
　↑このHPで購入できます

Profile

渡辺　玲（Rei Watanabe）

筑波大学医学医療系 皮膚科 講師
皮膚T細胞，特に皮膚resident memory T細胞とさまざまな皮膚疾患の関係を研究しています．薬疹においても，活性化されたT細胞の表現型の観点から臨床像を考察することはとても興味深いです．

特集　皮膚トラブルが病棟でまた起きた！

皮膚がかゆい！

大矢和正，石井良征

症例

70歳代男性．糖尿病性腎症による血液透析中で，糖尿病教育目的で入院中．毎年冬場になると躯幹，四肢に痒みが生じ，皮膚にさざなみ状の亀裂を生じる．全身に引っ掻いた痕がみられ，粉を吹き，紅斑もみられる（図1）．入浴時には汚れをしっかりと落とすためにナイロンタオルで擦ったり，熱い湯船に入ったりする習慣がある．

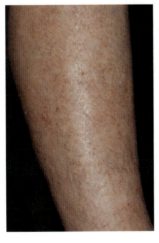

図1　症例：紅斑がみられる足

① 診断は？　　② 検査はどうする？　　③ とりあえずの対応は？

解答：① 皮脂欠乏性皮膚炎
　　　② 白癬・疥癬などを疑う場合は顕微鏡検査を行い，これを除外する
　　　③ 引っ掻く行為やナイロンタオルの使用を止めるように指導する．保湿剤（ワセ
　　　　リンやヘパリン類似物質）で対処し，紅斑がある場合にはステロイド外用薬を
　　　　使用する

1 病棟で遭遇する「皮膚がかゆい！」を呈する皮膚疾患

1）皮脂欠乏性皮膚炎

　「寒い時期」，「中高年」の患者さんが「粉を吹くような」皮膚で痒いと訴える場合，多く
が皮脂欠乏症です．これに「ナイロンタオル」を使用して体を洗う，「引っ掻く」といった
皮膚バリアを破壊する行為がくり返されると，赤くなる湿疹を引き起こし皮脂欠乏性皮膚
炎に至ります．高齢者のなかには，どうしても「熱いお湯」に入らないと気がすまないと
いう方がいますが，皮膚を温めると痒みが増悪するので注意が必要です．引っ掻く行為に
より痒みを伝達するc線維が皮膚の浅いところまで伸びてくるので，引っ掻くと痒みを伝
える神経が発達し，痒くなることでさらに引っ掻くという悪循環が起こります．

2）皮膚そう痒症

　見た目は何も皮疹がないのに，痒い状態です．内服薬などが関与していることがありま
すが，特に**透析や慢性肝疾患**の患者さんにみられます．透析や慢性肝疾患によって生じた
痒みには内因性オピオイドが関与しています．例えば，代表的なオピオイドであるβエン
ドルフィンやエンケファリンはそのレセプターであるμ受容体を介して痒みが生じます．
一方ダイノルフィンはκ受容体に結合して痒みを抑えます．透析や慢性肝疾患の患者さん
ではμ受容体が活性化しているので，痒くなることが知られています．

3）じんま疹

　24時間以内に出没を繰り返し，痒みを引き起こす皮疹といえばこれです．躯幹，四肢に
数mmから大きなものでは手のひらサイズ，なかには躯幹の半分までとさまざまな大きさ
の皮疹を呈します．蚊にさされたようにプックリと膨らむ皮疹がみられ，周囲は淡く抜け
たようになることがあります（図2）．

4）白癬

　趾間にじくじくした皮膚があればまずは白癬を疑いますが，体幹にできたりもします
（図3）．角質肥厚型や水疱型など一見して白癬とはわからないものもあります．ちなみに
見た目だけで体幹の白癬を診断したところ，診断に使えるとはとても思えない感度81％，
特異度45％だったという研究結果が報告されているので[1]，簡単そうに見えて実は視診だ
けで診断するのは難しいのです．

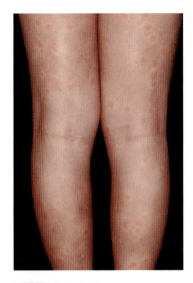

図2 じんま疹
周囲が淡く抜けたプックリとした皮疹．

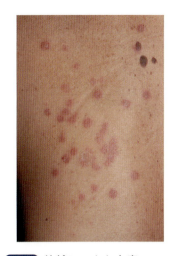

図3 体幹にできた白癬
円形で水疱を形成するタイプの白癬．筆者は水疱症と考え生検を行いそうになったところ，上級医に検鏡をするようにとアドバイスをもらい事なきを得た．

5）疥癬

　ヒゼンダニが寄生して生じる疾患です．ステロイド外用を行っても改善しない場合には必ず疥癬を疑いましょう．詳しい内容は「手足がガサガサしている！」(pp.1525〜1530) をご参照ください．

2　研修医がどこまでできるか？　やるべきか？

1）皮脂欠乏性皮膚炎

　病歴聴取などで「ナイロンタオル」や「ゴシゴシ洗う」「引っ掻く」「熱い湯船」といったキーワードが出てくるか確認します．案外，汚れをとるために上記の行動をとる患者もいるのです．話を聞いてキーワードが出てきたら，「皮膚のためにはそれらの悪化因子を避けて，保湿剤が必要」と伝えワセリンやヘパリン類似物質を処方してください．

2）皮膚そう痒症

　まずはそう痒の原因となるものをできるだけ取り除きます．使用薬剤のほか，透析をしていれば透析条件の補正を行い，採血で副甲状腺機能亢進症や高カルシウム血症，高リン血症がないか確認します．肝疾患があればビリルビンの値を確認してこれらを治療します．そのうえで保湿剤やクロタミトンクリーム（オイラックス®クリーム），腎機能に合わせた抗ヒスタミン製剤を使用し，透析や慢性肝疾患があれば，κ受容体作動薬である**ナルフラフィン（レミッチ®）**を使用してください．

3) じんま疹

まずはバイタル（血圧，血中酸素濃度など）が安定しているかを見てください．じんま疹はアナフィラキシーショックの一症状として出てくることがあります．安定していれば，これらの皮疹が24時間以内に消えるかどうか確認してください．多くは24時間以内に消退と新生をくり返します．病歴聴取では何か特定のエピソード（魚を食べるなど）と一緒に起こるかを聞いておくと治療のヒントになります．これらに矛盾しなければ抗ヒスタミン製剤を処方します．

4) 白癬

大切なのは，視診のみで抗真菌薬を処方しないことです．まずは検鏡をして白癬菌を確認しましょう．

5) 疥癬

疑ったらダーモスコープで見てみましょう〔「手足がガサガサしている！」(pp.1525〜1530) 参照〕．

3 皮膚科医・専門医へのコンサルトポイントはここ！

1) 皮脂欠乏性皮膚炎

どうしても痒みがとれない場合は遠慮なく皮膚科医に相談しましょう．また，皮脂欠乏性皮膚炎が悪化して，貨幣状湿疹（図4）などができてしまったときも皮膚科医に相談です．

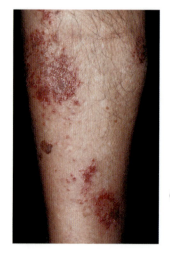

図4 悪化して貨幣状湿疹を起こした皮脂欠乏性皮膚炎
引っ掻くことで湿疹が悪化し，小判の形に似た湿疹を起こすことがある．

[特集] 皮膚がかゆい！

2）皮膚そう痒症

透析患者さんでは透析条件も問題なく，採血でも異常がなく，外用薬や抗ヒスタミン製剤を処方したものの改善に乏しいときには皮膚科へ相談してもらえると助かります．

3）じんま疹

アナフィラキシーショックがあれば，まずは血圧低下への対処です．皮膚科医のみならず，あらゆる医師を動員して対処しましょう．また，発熱があったり皮疹が24時間以上続いたり，目や口の周りも腫れているときは，じんま疹と似たほかの疾患の可能性があります．生検が必要となることもあるので皮膚科へ紹介してください．また意外と難治なじんま疹は多いので，抗ヒスタミン製剤を使用して1週間で治らなければ紹介してください．

4）白癬・疥癬

検鏡が大事と言われても，顕微鏡の使い方に慣れていないと診断は難しいときがあります．採取した皮膚を外来に持ってきてもらえると，皮膚科医も助かります．一緒に白癬・疥癬を見つけましょう！

4 治療のABC

皮脂欠乏症⇒
　ヘパリン類似物質（ヒルドイド®ソフト軟膏）1日1〜2回
そう痒症⇒
　ヘパリン類似物質，クロタミトンクリーム1日1〜2回，
　フェキソフェナジン（アレグラ®）腎機能にあわせて，
　透析中・慢性肝疾患の場合ナルフラフィン1回2.5 μg　1日1回　寝る前
じんま疹⇒
　フェキソフェナジン1回60 mg（1錠），1日2回 朝，夕食後

5 ここに注意！

・皮脂欠乏性皮膚炎や皮膚そう痒症，じんま疹などに安易に内服ステロイドやステロイド配合の錠剤を処方すると診断がつきにくくなり，副作用の問題もあるのでお勧めしません．
・引っ掻きまわすことで，とびひ（伝染性膿痂疹）や蜂窩織炎になるので注意が必要です．
・糖尿病患者さんに白癬があると，浸軟した皮膚から細菌感染を引き起こすので早めの対処をしましょう．

レジデントノート　Vol. 20　No. 9（9月号）2018　　*1499*

文 献

1）Ely JW, et al：Diagnosis and management of tinea infections. Am Fam Physician, 90：702-710, 2014

Profile

大矢和正（Kazumasa Oya）

筑波大学医学医療系 皮膚科

皮膚症状は，例えば紅斑ひとつとっても疾患によって浸潤する細胞の種類，深さ，分布様式などが異なります．そしてそのバックグラウンドにある免疫学的，分子生物学的メカニズムに思いを馳せると人体の不思議をまさに直視できる興味深い分野だと思います．筑波大学皮膚科では腫瘍から膠原病，自己免疫疾患を含め多彩な皮膚疾患に触れることができ刺激的な毎日を送っています．

石井良征（Yoshiyuki Ishii）

筑波大学医学医療系 皮膚科

当院では皮膚科は眼科に次いで2番目にコンサルテーションの多い科である．そのため，皮膚科医はコンサルタントとしての役割が大きい．明確に診断できるケースも多いが，なかには難しいケースもある．20年以上臨床を行っているが，皮膚疾患の診断の難しさを感じながら，コンサルテーションに回答する日々である．

特集 皮膚トラブルが病棟でまた起きた！

"水ぶくれ"ができてしまった！

田口詩路麻

症例

80歳代女性．肺炎入院5日目から，右背部に痛みを伴う"水ぶくれ"が出現し，腹部にまで拡大した（図1）．体温37.2℃．躯幹以外に皮疹は認めない．

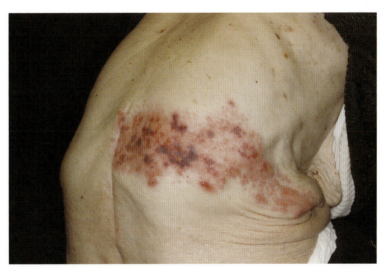

図1 症例：右背部から腹部に拡大した皮疹

① （鑑別・除外）診断は？　　② 検査はどうする？　　③ とりあえずの対応は？

解答：① 帯状疱疹を最も考える（が，単純ヘルペス感染症や自己免疫性水疱症は除外すべき）
② Tzanckテストや水痘・帯状疱疹ウイルス抗原キット（デルマクイック®VZV）
③ 抗ウイルス薬の全身投与

1 病棟で遭遇する「水疱」を呈する皮膚疾患はこの3つ！

1) 帯状疱疹

　高齢者，入院加療中，悪性腫瘍化学療法，手術後などのキーワードがあれば，ヘルペスウイルス感染症を想起します．特に帯状疱疹は，加齢，疾病，ストレスで特異的細胞性免疫が低下することにより，水痘・帯状疱疹ウイルス（varicella zoster virus：VZV）が増殖して知覚神経に沿って感染し，発症します[1]．発疹は，浮腫性紅斑上に分布する水疱であり，数日から1週間程度の先行する片側の神経痛を伴います．発生部位は，最も神経節数が多い胸髄領域（Th1〜12）や，次いで三叉神経領域（V1〜3）の報告が多いです（図2）[1]．ヒトからヒトへ感染するものではなく，水痘罹患歴がない者には帯状疱疹としてではなく，水痘として発症します．

2) 単純ヘルペス感染症（口唇ヘルペス，性器ヘルペスなど）

　発疹の原因は，神経節に潜伏した単純ヘルペスウイルス（herpes simplex virus：HSV）の再活性化であり[1]，「体調が悪いときに，たまに出る」などの病歴聴取も単純ヘルペス感染症を支持する情報です．典型的な皮疹は，口唇周囲や性器にできるピリピリとした痛みのある小水疱が数個密集（集簇）している状態で，身体のどこにでも発症しうるため，帯状疱疹との鑑別が必要になる場合があります．HSVは，HSV-1とHSV-2の2型に分類さ

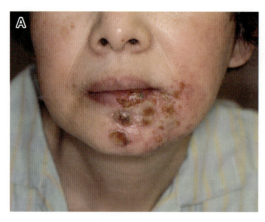
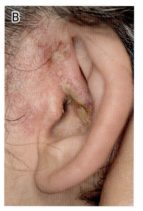

図2　顔面（三叉神経第3枝）と耳介に発症した帯状疱疹

れ，HSV-1は顔面，特に口唇に再発し，「口唇ヘルペス」とも呼ばれます．またHSV-2は下半身，特に性器に再発をくり返します[1]．水疱は数日後に破れて次第に乾いていき，2週間ほどで自然治癒しますが，神経節の中で潜伏するため周期的に増殖して，再度同じところに水疱が出現します．粘膜の炎症が強く，発熱を伴う場合は，初感染の可能性を考えて性交歴を含め詳細な病歴聴取を行いましょう．

3）自己免疫性水疱症（類天疱瘡など）

自己免疫性水疱症は，自身の皮膚に対する自己抗体（例：抗BP180抗体，抗デスモグレイン1/3抗体など）を産生し，皮膚および粘膜に水疱・びらんを形成する疾患です．高齢者ですと，自己免疫性水疱症の頻度は低くないですが，水疱の分布・性状と自覚症状から除外は可能です．頻度が最も高いのは類天疱瘡（bullous pemphigoid：BP）で，次いで天疱瘡の一種である尋常性天疱瘡になります．類天疱瘡では，四肢に浮腫性紅斑と緊満性（パンパンに張った）の比較的大きな水疱が多発し，痒みを伴いますが，口腔粘膜は侵されません（図3）．一方，天疱瘡では弛緩性（脆弱で薄い）の水疱で破れやすく，口腔粘膜も侵されることがあります（図4）．天疱瘡は40〜50歳代から発症しますが，類天疱瘡は70歳代以降が多いとされています．

2 研修医がどこまでできるか？ やるべきか？

1）帯状疱疹/単純ヘルペス感染症

大切なのは，ウイルス血症になっていないか，発熱や汎発疹の有無，全身状態や随伴症状の把握を行うことです．また，髄膜炎や排尿障害，眩暈，難聴などの症状も見落とさないようにしましょう．体重測定，血中クレアチニン値・腎機能含む採血検査は，抗ウイルス薬投与量の参考になりますので必ず確認してください．Tzanckテスト（p.1476参照）を行い，ウイルス性巨細胞を確認すると（図5），自信をもって診断できますし，迅速検査

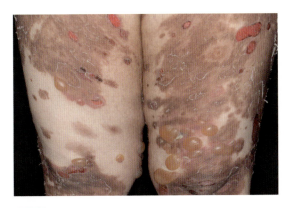

図3　類天疱瘡（緊満性水疱）

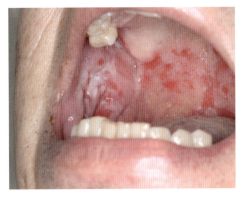

図4　尋常性天疱瘡（口腔内粘膜のびらん）

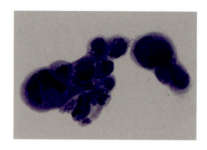

図5 ウイルス性巨細胞

として水痘・帯状疱疹ウイルス抗原キットも有用です．単純ヘルペス感染症（口唇ヘルペスなど）は，抗ウイルス薬〔ビダラビン（アラセナ-A軟膏）など〕外用でも十分ですが，早く治療する場合は抗ウイルス薬内服を選択します．帯状疱疹に関しては，入院中であれば抗ウイルス薬（アシクロビル）点滴が一般的です．疼痛対策は，腎臓に負担をかけないようにNSAIDsではなくアセトアミノフェンを選択する癖を付けてください．

2）自己免疫性水疱症

まずは，抗BP180抗体，抗デスモグレイン1/3抗体を採血検査で提出してください．水疱が少数であれば，18G針で水疱を破り，ステロイド外用薬（リンデロン®VG軟膏）やワセリンで保護をします．今後，ステロイドの全身投与が予想されるため，基礎疾患・既往歴などでステロイド禁忌がないかを把握しておくと皮膚科医は助かります．

3 皮膚科医・専門医へのコンサルトポイントはここ！

1）帯状疱疹/単純ヘルペス感染症

発熱と汎発疹があれば重症と考え，皮膚科専門医へ相談しましょう．特に全身症状がある場合は，抗ウイルス薬の増量投与も検討しますが，腎排泄型薬剤であるため腎機能が低下している高齢者には注意を要します[2]．顔面や耳，眼周囲，肛門近傍の皮疹に対しては，それぞれ眼科（ヘルペス性角膜炎など），耳鼻科（Ramsay Hunt症候群），泌尿器科（排尿障害）へのコンサルトも検討すべきであり，後々の後遺障害を遺さないよう対応します．

2）自己免疫性水疱症

類天疱瘡や天疱瘡は，診断確定のため，皮膚生検や蛍光抗体法を行うことも踏まえ，皮膚科専門医に相談してください．

[特集] "水ぶくれ"ができてしまった!

表 水疱を呈する疾患の鑑別点

	帯状疱疹	単純ヘルペス感染症	類天疱瘡	天疱瘡
好発年齢	50歳以上	全世代	70歳以上	40～50歳以上
性状	集簇水疱		緊満性	弛緩性
好発部位	片側	口唇・性器	全身	
口腔粘膜	+	－	－	++
痛み	++	+	－	－
痒み	－	－	++	+
治療	抗ウイルス薬		ステロイド全身投与	

4 治療のABC

帯状疱疹⇒
　抗ウイルス薬アシクロビルの全身投与(1回5.0 mg/kg, 1日3回点滴)＋アセトアミ
　ノフェン内服(1回400 mg, 1日3回)
単純ヘルペス感染症⇒
　ビダラビンの塗布〔1日1～2回, 適量塗布(少しテカるくらい)〕
自己免疫性水疱症⇒
　プレドニゾロン内服(1回0.5～1.0 mg/kg, 1日1回)

5 ここに注意!

- アメナメビル(アメナリーフ®)は, 腎機能による用量調節が不要であるため, 腎機能低下患者に投与しやすいです.
- 視診のみでも鑑別診断は可能ですが, 治療法が全く異なるため, 年齢や粘膜疹, 自覚症状などを比較して, 鑑別してほしいと思います(表).
- 慢性期に起こりうる発疹治癒後の帯状疱疹後神経痛(post herpetic neuralgia：PHN)は, 神経変性による神経障害性疼痛であり, NSAIDsなど通常の痛み止めでは効きにくいため, プレガバリン(リリカ®), ワクシニアウイルス接種家兎炎症皮膚抽出液含有製剤(ノイロトロピン®)などが選択肢となりますが, それぞれ注意点に留意して使用しましょう.

文 献

1）本田まりこ：皮膚科Ｑ＆Ａ ヘルペスと帯状疱疹．
　　https://www.dermatol.or.jp/qa/qa5/index.html
2）腎機能の評価法：成人．「CKD診療ガイド2012」（日本腎臓学会／編），pp18-21，東京医学社，2012

Profile

田口詩路麻（Shijima Taguchi）

水戸協同病院 皮膚科
岐阜県高山市出身．地元ということで，「君の名は。」3回も観ました．皮膚疾患は，1回診たことがあるとないとでは大違いです．皮膚科は「見ため」だけで診断できる診療科です．皮膚と触れ合って，楽しい研修をめざします！

特集　皮膚トラブルが病棟でまた起きた！

"褥瘡"ができてしまいました！

安田正人

症例

80歳代男性．大腿骨頸部骨折により体動困難となり入院中．仙骨部に発赤，びらんが発生したと連絡を受けた．診察すると，仙骨部に周囲に発赤を伴う潰瘍がみられた（図1）．

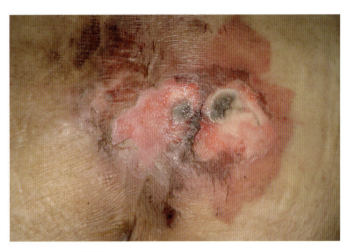

図1 症例：仙骨部に生じた皮膚潰瘍

① 鑑別すべき疾患は？　　②注意すべき所見は何か？　　③ どう対応すべきか？

解答：① 生じた部位により褥瘡と鑑別すべき疾患は異なるが，仙骨部であれば，**おむつ皮膚炎**などの一次刺激性接触皮膚炎，**真菌感染**などに伴うびらん・潰瘍を考える必要がある

② **熱感，悪臭**などの局所感染徴候，そして，敗血症など感染の全身への波及の有無を確認する

③ 褥瘡発生にはさまざまな要因が関与するが，患部の圧迫が主因であるため，圧迫を生じた原因を確認し，**除圧**を行う．また，洗浄をしっかり行い，**局所の清潔**を保つことも大切である．急性期では褥瘡の深さを判断することが難しいため，創面の保護を目的として，白色ワセリンや酸化亜鉛含有軟膏（亜鉛華単軟膏）など**油脂性基剤軟膏**の外用が推奨される

1 病棟で遭遇する「潰瘍」はその成因を考えよう！

1）褥瘡

褥瘡は体に外力が加わることで，骨と皮膚表層の間にある軟部組織の血流が低下あるいは停止し，その状況が一定時間持続すると組織が不可逆的な阻血性障害に陥り発症します[1]．圧迫が主因となり，仙骨部，腸骨稜，大転子部，踵部などの骨突出部位に好発します．逆に言えば，皮膚潰瘍の発症部位が突出部から外れている場合は，ほかの要因による皮膚潰瘍を考慮すべきです．また，患部の横方向への摩擦力も問題となります．ベッドのギャッジアップ，車椅子での坐位などにより患部にズレが生じていないかも確認してください．

2）おむつ皮膚炎

排泄物の汚染による一次刺激性接触皮膚炎です．詳細は別項〔「おむつを当てていたらかぶれた！」（pp.1519〜1523)〕を参照してください．患部の汚染も褥瘡の原因の1つとなるため，褥瘡とおむつ皮膚炎が併存していることもあり注意が必要です．

3）真菌症などの感染に伴う皮膚びらん・潰瘍 （図2）

皮膚カンジダ症，体部白癬など真菌症では周囲に鱗屑や膿疱を伴っていることが多く，直接検鏡を行って真菌の存在を確認することにより診断できます．

4）その他

有棘細胞癌などの皮膚悪性腫瘍，糖尿病性潰瘍，末梢動脈疾患（peripheral arterial disease：PAD）などの循環障害，壊疽性膿皮症など，皮膚潰瘍はさまざまな要因により生じえます．患者の基礎疾患もしっかり確認しておきましょう．

[特集] "褥瘡"ができてしまいました！

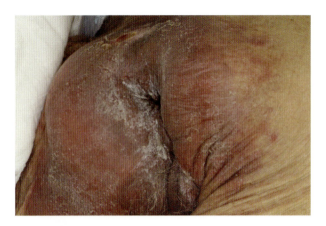

図2 仙骨部褥瘡に併発した皮膚カンジダ症

2 研修医がどこまでできるか？ やるべきか？

　褥瘡を発生させてしまった場合，まずはその創をよく観察し，創の状態に合わせたケアを選択していくことが重要になります．創の状態は刻一刻と変化します．特に，深部損傷褥瘡（deep tissue injury：DTI※）は初期に浅く見えていても，深部まで損傷が波及しており，徐々に顕在化していきます．除圧をしっかりと行い，観察を怠らないようにしましょう．

　また，褥瘡は患者の栄養状態にも大きく左右されます[2]．血清アルブミン値は低栄養状態の指標としては推奨されていないものの，**3.5 g/dL以下では褥瘡の発生リスクが高まる**ため，熱量，タンパク量も含めた患者の栄養補給状況の確認も行ってください．なお，保険的に頻回は検査できませんが，血清プレアルブミンも栄養評価に使えます．

　熱感や悪臭などの感染兆候がみられた場合は，以下のように対応しましょう．

- ・発熱がある⇒血液培養提出などの菌血症に対する対応
- ・局所の熱感・発赤⇒触診・体表エコーなどで皮下膿瘍の有無を確認し，穿刺・切開排膿を検討
- ・開放創ですでに膿がみられる⇒創部培養を提出し，創部洗浄指示を出す

※DTI：外観からの推測は難しいが，内部で圧力による負荷および虚血による代謝障害から組織壊死が起こっている状態．肉眼的な褥瘡の深達度はⅠ～Ⅱ度に見えても，急激にⅢ度以上に悪化・進展することがある．痛みを訴えたり，硬結が触れたりすることで気づかれることがある．

表	褥瘡病期別 推奨外用薬
褥瘡病期	**外用薬**
黒色期	スルファジアジン（ゲーベン®クリーム）など
黄色期	白糖・ポビドンヨード配合軟膏（ユーパスタコーワ），ヨウ素含有軟膏（カデックス®軟膏）など
紅色期	トラフェルミン（フィブラスト®スプレー），トレチノイン トコフェリル（オルセノン®軟膏）など
白色期	アルプロスタジル アルファデクス（プロスタンディン®軟膏），ブクラデシン（アクトシン®軟膏）など

3 皮膚科医・専門医へのコンサルトポイントはここ！

　褥瘡対策は病院が入院基本料を算定するために必須の条件であるため，院内における褥瘡患者数は届出が必要です．そのため，前述の鑑別を踏まえ，褥瘡と診断した場合は院内の褥瘡対策チームに報告し，相談しましょう．

　しかし，潰瘍の出現部位が荷重部からずれていたり，急速に深い潰瘍が出現したり，多発したり，褥瘡としては少しおかしいと違和感を感じた場合には，まずは皮膚科医にコンサルトしてください．

4 治療のABC

褥瘡⇒
　除圧，栄養管理，洗浄，潰瘍の状態に応じた外用療法
おむつ皮膚炎⇒
　洗浄，副腎皮質ステロイド外用〔ヒドロコルチゾン（ロコイド®軟膏）など〕
皮膚カンジダ症・体部白癬⇒
　抗真菌薬外用〔ルリコナゾール（ルリコン®軟膏）など〕

5 褥瘡外用療法の基本

　褥瘡に限らず皮膚潰瘍の外用療法は，潰瘍の状態に応じて変更していくことが大切です（表）[3]．褥瘡は潰瘍の色調により**黒色期，黄色期，紅色期，白色期**に分類されます（図3）．**黒色期**は壊死組織が固着した状態であり，壊死組織の除去が最優先です．メスや剪刀を用いて出血状況を確認しながら，外科的デブリドマンを行います．**黄色期**は黄白色の壊死組織が残存している状態です．壊死組織は細菌の温床となるため，黒色期・黄色期では感染制御が重要となります．抗菌作用のあるスルファジアジン（ゲーベン®クリーム）や白糖・ポビドンヨード配合軟膏（ユーパスタコーワ），ヨウ素含有軟膏（カデックス®軟

[特集] "褥瘡"ができてしまいました！

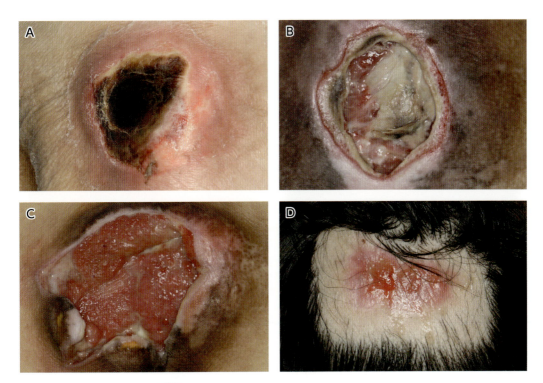

図3 色調による褥瘡の分類
A) 黒色期, B) 黄色期, C) 紅色期, D) 白色期.

膏) などを使用し，外科的・化学的デブリドマンを行っていきます．**紅色期**は壊死組織がとれ，肉芽組織が増生してくる時期です．肉芽増生を促進するトラフェルミン（フィブラスト®スプレー）やトレチノイン トコフェリル（オルセノン®軟膏）などの使用が推奨されます．**白色期**は肉芽組織辺縁から上皮化が進行する時期です．治療には肉芽増生促進作用だけでなく，上皮化作用も強いアルプロスタジル アルファデクス（プロスタンディン®軟膏），ブクラデシン（アクトシン®軟膏）などの使用，さらに創傷被覆材もオススメです．

■ 文　献

1) 立花隆夫, 他：創傷・熱傷ガイドライン委員会報告—2：褥瘡診療ガイドライン. 日本皮膚科学会誌, 127：1933-1988, 2017

2) Stratton RJ, et al：Enteral nutritional support in prevention and treatment of pressure ulcers: a systematic review and meta-analysis. Ageing Res Rev, 4：422-450, 2005

3) 関根裕介：薬剤師が考える褥瘡の局所治療. デルマ, 266：45-53, 2018

Profile

安田正人（Masahito Yasuda）

群馬大学医学部附属病院 皮膚科 講師
2000年群馬大学 医学部卒業. 皮膚科医の目だけではAIに勝てない時代がやってこようとしています. AIに負けないためには, もしくは, AIと勝負せずに皮膚科医として生きていくためには何が必要なのか考える日々です. まだ答えは見つかりませんが, 診断に必要なのは目だけではありません. 生身の皮膚科医として五感六感をフル活用し, 診療にあたっていきたいと思っています.

特集 皮膚トラブルが病棟でまた起きた！

点滴中に腕が腫れた！

伊藤周作

症例

80歳代女性．悪性リンパ腫の患者．ピラルビシン投与中に右前腕点滴刺入部周囲の痛みと腫脹が出現し，投与中止となった．図1は留置針抜去半日後の所見である．

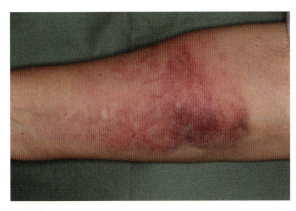

図1 症例：一部紫斑が混じる前腕のびまん性紅斑

① 診断は？　② 検査はどうする？　③ とりあえずの対応は？

解答：① 血管外漏出による皮膚障害を考えるが，刺入部の感染や薬剤による血管炎も鑑別にあがる
② 不要．発熱などがあり感染を疑うなら採血（血算，CRP）を行う
③ 漏れた薬剤を確認し，アントラサイクリン系抗がん剤ならデクスラゾキサン（サビーン®）投与を考慮する

1 病棟で遭遇する点滴漏れのうち「皮膚障害を起こしやすい」薬剤はこれ！

1）起壊死性抗がん剤（表）

アントラサイクリン系抗がん剤，マイトマイシンCなどの抗がん性抗菌薬，ビンカアルカロイド系抗がん剤は血管外漏出時の組織障害性が特に強く，少量でも皮膚潰瘍などを生じる可能性があります．このうちアントラサイクリン系は中和薬であるデクスラゾキサンの点滴投与により，重篤な皮膚障害を回避できる可能性があるので覚えておきましょう．使用上の注意点は後述します．

2）ガベキサート（エフオーワイ®）

DIC（disseminated intravascular coagulation：播種性血管内凝固症候群）で使用され，使用頻度も高く血管外漏出で皮膚潰瘍を生じやすい薬剤として有名です．また本剤は高濃度で血管内壁を障害し，注射部位および刺入した血管に沿って静脈炎や硬結，潰瘍・壊死を起こすことがあるので，末梢血管から投与する場合，本剤100 mgあたり50 mL以上の輸液（0.2％以下）で点滴静注することが望ましいと添付文書に記載があります．血管外漏出時の組織障害を少しでも軽くするため順守しましょう．

3）その他の薬剤

DICや膵炎の治療薬であるナファモスタット（ナオタミン®），抗菌薬のバンコマイシン，強アルカリ性の炭酸水素ナトリウム（メイロン®）や抗痙攣薬フェニトイン（アレビアチン®），ノルアドレナリンなどの昇圧薬も大量に血管外漏出すると虚血性壊死により皮膚潰瘍を生じる可能性があります．また新生児や乳幼児では，皮膚が薄くシーネや包帯などで固定するため気づくのに遅れやすいことなどから，大人ではほとんど問題にならない維持輸液製剤の漏出でも皮膚潰瘍となることがあります．

2 研修医がどこまでできるか？やるべきか？

ほとんどの点滴漏れは経過観察で問題ありませんが，前述の皮膚障害を起こしやすい薬剤は慎重な対応と数週程度の経過観察が必要です．2012年にESMO（european society

[特集] 点滴中に腕が腫れた！

表　血管外漏出時に組織障害を引き起こす主な抗がん剤

	分類	抗がん剤
起壊死性	アントラサイクリン系	ドキソルビシン
		ダウノルビシン
		エピルビシン
		イダルビシン
		ピラルビシン
		アムルビシン
	抗がん性抗菌薬	マイトマイシンC
		アクチノマイシンD
	ビンカアルカロイド系	ビンクリスチン
		ビンブラスチン
		ビンデシン
		ビノレルビン
炎症性	アルキル化剤	イホスファミド
		ダカルバジン
		メルファラン
		シクロホスファミド
	プラチナ製剤	シスプラチン
		カルボプラチン
		オキサリプラチン
	タキサン系	パクリタキセル
		ドセタキセル
	その他	イリノテカン
		ノギテカン
		エトポシド
		リポソーマルアントラサイクリン
		ミトキサントロンなど

炎症性の薬剤でも一部で弱い壊死性の報告もある.
文献1, 2を参考に作成.

of medical oncology）とEONS（european oncology nursing society）が共同で抗がん剤血管外漏出時ガイドライン[1]を作成し公開しています（図2）. フローチャートに沿えばほとんどが研修医でも対応可能ですが, デクスラゾキサンを使用するか否かの判断は上級医との相談が必要です.

　また本邦ではDMSO（ジメチルスルホキシド）とヒアルロニダーゼが使用できません. そのため, アントラサイクリン系以外の起壊死性抗がん剤やガベキサートの血管外漏出時はステロイド局注（図3）を行っている施設も多いのが現状です. ちなみにステロイド局注の有効性については, 現時点ではエキスパートオピニオン[3, 4]であり質の高いエビデンスはなく, 前述のガイドラインでも推奨されていません. ステロイド局注を行うかの判断

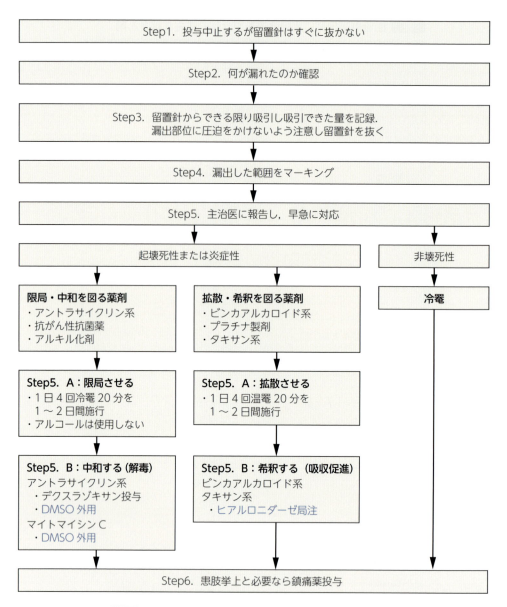

図2 血管外漏出時（末梢静脈）の対応フローチャート
青字は本邦未承認．
文献1より引用．

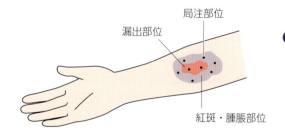

図3 ステロイド局注の例
生食＋ヒドロコルチゾン（ソル・コーテフ®）100〜200 mg＋1％塩酸リドカインで合計5〜10 mL程度とし，26G程度の細い針を使用して漏出部位とその周辺に満遍なく（5〜10カ所程度に分けて）皮下注射する．

[特集] 点滴中に腕が腫れた！

は個々の施設，個々の医師でも違うため，施設ごとに抗がん剤漏出時の対応をマニュアル化している場合は，それに従うのが無難かもしれません．ステロイド外用薬の有効性についても十分なエビデンスはありませんが，使用する場合はストロンゲストクラス〔クロベタゾール（デルモベート®）など〕を1日2回発赤・腫脹部に外用するとよいでしょう．

症例で示したアントラサイクリン系のピラルビシンの血管外漏出はデクスラゾキサンの国内発売前の例であり，ステロイド局注とクロベタゾール外用を行い，皮膚潰瘍の形成なく経過しています．

3 皮膚科医・専門医へのコンサルトポイントはここ！

夜間・休日に皮膚科医を呼び出す必要はありませんが，可能な範囲で早めに診察してもらい，何がどの程度漏れたか，漏れた後の経時的変化はどうかを伝えてその後の判断を仰ぐとよいでしょう．そのためにも皮膚障害を起こしやすい薬剤の血管外漏出時には，できるだけ詳細かつ経時的に記録し，その対応を含めカルテに記載します．可能なら写真で記録しておくとよいでしょう．

4 治療のABC

・薬剤の血管外漏出時はすぐに針を抜かず，留置針からできるだけ吸引してから抜去する．
・アントラサイクリン系の血管外漏出はデクスラゾキサンの投与を検討．
・皮膚潰瘍などの重篤な皮膚障害は数週の経過で生じてくるため，皮膚障害を起こしやすい薬剤の場合は慎重な経過観察が必要．
・普段より，院内の点滴漏れ対応マニュアルの存在（場所）は確認しておくとよい．

5 ここに注意！

デクスラゾキサンは血管外漏出後6時間以内に投与する必要があります．一方，使用頻度が少なく高価な薬剤のため病院内に在庫として置かず，必要時に緊急で納入している施設もあるため，使用するか否かの判断を迅速に進めなければいけません．投与は漏出した四肢の反対側から行います．漏出部位の冷罨は漏出局所への薬剤移行を阻害するため，デクスラゾキサン投与開始15分前から終了までの間は行いません．悪心や発熱，骨髄抑制などの副作用もあるため漏出量や漏出部位，患者の全身状態も考慮し使用判断をしましょう．用法，用量は添付文書を参考にしてください．

冷罨や温罨についても十分なエビデンスがあるわけではなく，絶対に必要とまではいえません．施行する場合の温度は，患者が心地よいと感じる程度で十分です．

難治性の皮膚潰瘍となった場合は，後日皮膚科や形成外科でデブリドマンや植皮が必要

になることがあります．皮膚障害を起こしやすい薬剤の血管外漏出時には，その可能性についてもやんわりと患者さんに伝えておくとよいでしょう．

■ 文　献

1）Pérez Fidalgo JA, et al：Management of chemotherapy extravasation：ESMO-EONS Clinical Practice Guidelines. Ann Oncol, 23：vii167-vii173, 2012
2）竹之内辰也：抗がん剤の血管外漏出への対応―新規薬剤デクスラゾキサンの導入．「増刊号特集 最近のトピックス 2015」，臨床皮膚科，69：105-109，2015
3）谷岡未樹：ディベート 抗癌剤の血管外漏出にステロイド局所注射が有益であるというエビデンスはない．Visual Dermatology, 13：1336-1337, 2014
4）山本明史：ディベート 抗癌剤の漏出に即時のステロイド局所注射は有効である．Visual Dermatology, 13：1426-1427, 2014

Profile

伊藤周作（Shusaku Ito）

（株）日立製作所日立総合病院 皮膚科 主任医長
皮膚外科の好きな皮膚科医です．最近40歳代半ばにして子どもと一緒に将棋に目覚めるも，子どもの上達に付いていけず毎日サンドバッグにされています．

特集 皮膚トラブルが病棟でまた起きた！

おむつを当てていたらかぶれた！

小林桂子

症例

80歳代女性．胆のう炎で入院．入院時よりおむつ着用．38℃以上の発熱が続き，時折下痢を生じていた．入院1週間後に陰部に皮疹が出現した（図1）．

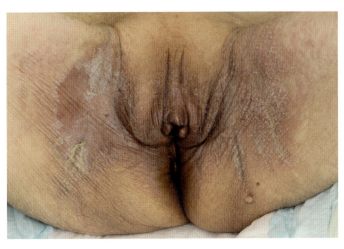

図1　症例：陰部の皮疹
陰唇から鼠径部に点状紅斑，膿疱の集簇と落屑がみられる．

① （鑑別・除外）診断は？　　② 検査はどうする？　　③ とりあえずの対応は？

解答：① 皮膚カンジダ症（カンジダ性間擦疹），鑑別診断は刺激性接触皮膚炎
　　　② 真菌直接検鏡検査
　　　③ 抗真菌薬外用（ケトコナゾールやルリコナゾール外用），スキンケア

1　病棟で遭遇する「おむつ皮膚炎」とは？

　おむつの当たっている部位に紅斑，丘疹，鱗屑，びらん，浸軟などを生じる皮膚疾患は「おむつ皮膚炎」と呼ばれます．おむつの内部は，尿失禁や汗により高温多湿となり，皮膚が浸軟します．また尿や便の汚染で皮膚のpHが上昇しアルカリ性に傾き，皮膚のバリアが低下します．さらに，おむつのずれや洗浄，清拭により，皮膚が物理的刺激を受ける機会も多いです．このため，おむつの当たる部位は皮膚トラブルが起こりやすく，刺激性の接触皮膚炎やカンジダなどの真菌の感染が生じます[1]．

　治療や予防には，排泄物や物理的刺激の軽減，清潔保持，保湿などのスキンケアが重要です．皮膚・排泄ケア（wound ostomy continence：WOC）ナースや病棟ナースと相談しながら進めていきます．汚染時には刺激の少ない石鹸で洗浄し，水分をしっかり拭きとります．また皮膚の保護のため，白色ワセリンや市販の保湿剤，撥水効果のある外用剤（セキューラ®PO，3M™キャビロン™ポリマーコーティング）や洗浄液（サニーナ®），粉状皮膚保護剤であるストーマパウダーを使用します．また真菌感染予防に抗真菌薬成分である硝酸ミコナゾールを含有した洗浄剤（コラージュフルフル®泡石鹸またはリキッドソープ）で洗浄することも有効です．

1）刺激性接触皮膚炎（図2）

　尿や下痢，またはおむつ自体の刺激や浸軟する環境で皮膚炎が生じます．尿バルーン留置，適切な頻度でのおむつ交換，下痢のコントロール，軟便用の吸収パッド（アテント®

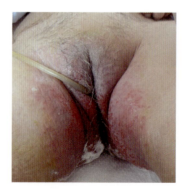

図2　下痢便による刺激性接触皮膚炎

Sケア軟便安心パッド）の利用といった工夫で，刺激物との接触時間をできるだけ減らすようにします．

治療はミディアムクラス以下のステロイド外用〔ヒドロコルチゾン（ロコイド®軟膏）など〕や亜鉛華軟膏を外用し，症状が強いときにはステロイド外用後に亜鉛華軟膏を重層塗布します．亜鉛華軟膏は厚く外用するのがポイントですが，びらん部には接着しにくいので，粉状皮膚保護剤であるストーマパウダーを噴霧した後に塗布したり，亜鉛華軟膏に混ぜて外用したりする工夫を行います．瘙痒感が強く搔破するような場合には抗ヒスタミン薬内服を併用します．

2) 皮膚カンジダ症（カンジダ性間擦疹・乳児寄生菌性紅斑）

真菌は湿潤環境で発育し，特に皮膚カンジダ感染はおむつの当たる部位に好発します．鼠径，陰囊，肛門周囲などの間擦部（皮膚がこすれる部分）に点状紅斑，丘疹，膿疱，びらんが集簇している場合には皮膚カンジダ感染を疑います．高齢者の場合はカンジダ性間擦疹，乳児の場合は乳児寄生菌性紅斑と呼ばれます．直接真菌検鏡することで，菌糸または胞子を確認できます（図3）．治療は抗真菌薬外用で，特にケトコナゾール（ニゾラール®クリーム），ルリコナゾール（ルリコン®）が有効です[2]．

カンジダより頻度は低いですが，白癬菌が発生することもあり，部位により股部白癬や臀部白癬と呼ばれます（図4）．皮膚カンジダ症と同じく直接真菌検鏡して診断します．皮疹は弧状に鱗屑紅斑が生じ，皮膚カンジダ症より乾いているように見えます．治療は抗真菌薬の外用を行います．股部・臀部白癬があるときは足白癬や爪白癬を併発している可能性が高いので，一緒に診察し，治療しましょう．

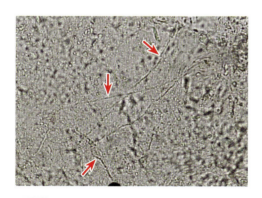

図3 直接真菌検鏡 カンジダ菌（100倍）
→：菌糸．

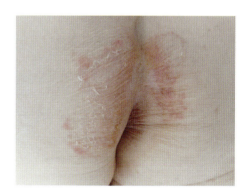

図4 臀部白癬

2 研修医がどこまでできるか？ やるべきか？

1) 患者さんの状態を評価

　　患者さんの状態を評価しましょう．発熱，栄養状態，排便回数や便の性状，シャワーや入浴ができているかを確認します．できるだけ清潔を保つようにし，難治時には尿バルーン留置を考慮します．下痢があれば原因を調べ，食事の調節や整腸薬の処方，基礎疾患の治療，常用薬の調節などの対策や接触感染対策を行います．

2) 直接真菌検鏡

　　おむつの当たっているような湿潤環境下での皮膚炎は，必ず皮膚真菌症を疑いましょう．皮疹をよく観察し，点状の膿疱があれば表層の膿疱蓋の部分や，落屑部の場合は少しめくった部分の皮膚を採取し，直接真菌検鏡で菌糸や胞子を確認します．最初は慣れないかもしれませんが，何度かやっていると研修医でも，真菌がわかるようになりますので，皮膚科医の助言をもらいながら，自身で検鏡する習慣をつけておくとよいです．真菌の培養検査は，浅在性皮膚真菌症の場合には保険適応がなく，培養されるまで時間を要するので不要です．

3) 外用薬の処方

　　刺激性接触皮膚炎に対しては亜鉛華軟膏やミディアムクラス以下のステロイド外用などの外用薬を使用しましょう．また，皮膚カンジダ症にはケトコナゾールまたはルリコナゾールの抗真菌薬外用を行います．

4) スキンケア

　　症状改善後はステロイドや抗真菌薬外用を終了し，再発予防にスキンケアを行いましょう．亜鉛華軟膏は撥水効果があるため，下痢が続いている場合には予防として使用を継続します．

3 皮膚科医・専門医へのコンサルトポイントはここ！

　　おむつの当たる部位の環境が整えられ，治療が合っていれば，1週間後には改善に向かいます．外用などの治療を開始しても，難治の場合にはほかの疾患が隠れている可能性がありますので，皮膚科専門医に相談しましょう．特に高齢者の陰部に生じる皮膚癌である乳房外Paget病（図5）は陰部湿疹やおむつ皮膚炎と間違えられやすい疾患ですので，注意しましょう．皮膚を一部採取し病理組織検査で診断します．

　　またスキンケア，おむつの種類や当て方に関しては皮膚・排泄ケア（WOC）ナースに，下痢のコントロールのための食事内容，経腸栄養の選択などは，栄養課や栄養サポートチーム（nutrition support team：NST）に相談しましょう．

[特集] おむつを当てていたらかぶれた！

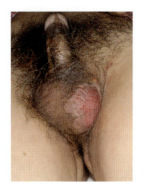

図5 陰嚢部乳房外Paget病

4 治療のABC

- おむつが当たっている皮膚への刺激を減らし，スキンケアを行う．刺激性接触皮膚炎に対しては亜鉛華軟膏またはミディアムクラス以下のステロイドを外用．
- 皮膚カンジダ症にはケトコナゾール，ルリコナゾールの抗真菌薬を外用．

5 ここに注意！

- ステロイドの外用は1～2週間で終了にしましょう．また，症状が改善してもスキンケアを継続し，再発予防につとめましょう．
- 難治の場合には悪性腫瘍などのほかの疾患の可能性も考えましょう．

■ 文 献

1) 岡部美保：高齢者の臀部の予防的スキンケアと皮膚トラブルへの対処法．臨床老年看護，24：49-58，2017
2) 「1冊でわかる皮膚真菌症」（望月 隆，他/編），文光堂，2008

Profile

小林桂子（Keiko Kobayashi）
水戸赤十字病院 皮膚科
魅力度ランキング最下位独走中の茨城県在住ですが，海あり山あり，空港あり，農作物豊富で，実は穴場の県ではないかと自負しています．

Book Information

全ての診療科で役立つ
皮膚診療のコツ
これだけは知っておきたい症例60

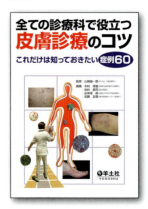

監修／山崎雄一郎　編集／木村琢磨，松村真司，出来尾 格，佐藤友隆
□ 定価（本体 3,800円＋税）　□ A5判　□ 151頁　□ ISBN978-4-7581-0689-4

体部白癬と湿疹の鑑別は？ それぞれの疾患に対するステロイドの適応は？ 悩める研修医や総合診療医に，治療やコンサルテーションのタイミングなどを皮膚科医がわかりやすく解説．日頃の疑問に答える1冊！

日常診療で出会う皮膚疾患の診かたを皮膚科医が伝授！

改訂第3版
ステロイドの選び方・使い方
ハンドブック

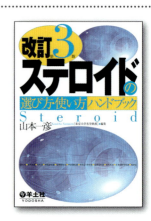

編集／山本一彦
□ 定価（本体 4,300円＋税）　□ B6判　□ 375頁　□ ISBN978-4-7581-1822-4

● 具体的な処方例・幅広い疾患の解説などいいところはそのままに，内容のアップデートを行い，新規項目を追加．
● 対応疾患は48！ さらに充実の1冊となりました．

「ステロイドの実用書といえばこの1冊」の大好評書が改訂！

あらゆる診療科で役立つ
皮膚科の薬
症状からの治療パターン60
これだけは知っておきたい！

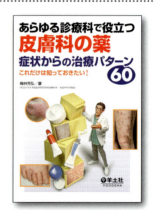

著／梅林芳弘
□ 定価（本体 3,800円＋税）　□ A5判　□ 158頁　□ ISBN978-4-7581-1741-8

● あらゆる診療科でよく出会う皮膚症例60を厳選！症例写真も充実！
● 症状ごとの治療パターンを伝授！
● 診断のポイントとなるキーワードを導き出し，診断につなげるワザを伝授！

「この症状にはこの薬」が明快にわかる！

発行　羊土社 YODOSHA　〒101-0052　東京都千代田区神田小川町2-5-1　TEL 03(5282)1211　FAX 03(5282)1212
E-mail：eigyo@yodosha.co.jp
URL：www.yodosha.co.jp/　　ご注文は最寄りの書店，または小社営業部まで

特集 皮膚トラブルが病棟でまた起きた！

手足がガサガサしている！

神﨑美玲

症例

80歳代男性．脳梗塞による右片麻痺の既往があり，介護老人保健施設に入所している．自己免疫性肝炎に対してステロイドを長期間服用していたところ，発熱，咳嗽，呼吸困難をきたして搬送されてきた．1カ月ほど前から全身に痒みがあり，麻痺側の手足が「ガサガサ」している（図1）．

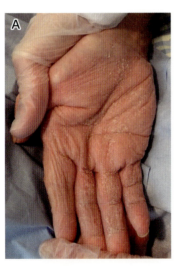
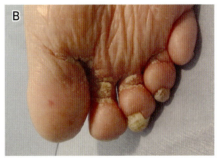

図1 症例：手足の臨床像
A）手掌に鱗屑がみられる，B）足趾に厚い鱗屑が付着している．

① 診断は？　② 検査はどうする？　③ とりあえずの対応は？

解答：① 角化型疥癬
　　　② 鱗屑を採取して顕微鏡検査を行い，ヒゼンダニの存在を確認する
　　　③ 直ちに皮膚科医と院内感染対策チームに報告し，患者を隔離したうえで駆虫薬による治療を開始する

1 病棟で遭遇する「手足の鱗屑，過角化」を示す皮膚疾患

1）疥癬

ヒゼンダニがヒトの皮膚角質層に寄生して起こる感染症です．ヒゼンダニの虫体，糞，脱皮殻などに対するアレルギー反応により，皮膚病変と瘙痒をきたします[1]．雌成虫は手首や指間の表皮角質層に巣穴（疥癬トンネル）を掘って寄生し，約1カ月にわたって産卵します．臨床症状から通常疥癬と**角化型疥癬**の2つの病型に大別されます．原因となるダニはどちらも同じですが，寄生する数の桁が異なります．

❶ 通常疥癬

肌と肌の直接接触により伝播し，約1〜2カ月間の潜伏期間を経て発症します．主な皮膚病変は**疥癬トンネル**（図2），丘疹，結節など（図3）で，特に夜間に激しい痒みをきたします．

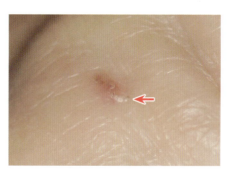

図2　疥癬トンネル
トンネルの尖端に虫体（→）がある．

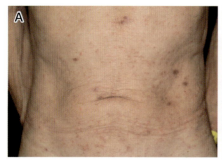 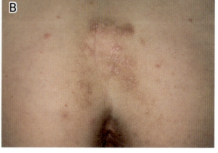

図3　通常疥癬の丘疹，結節
A）腹部に瘙痒を伴う丘疹，結節が散在する．B）臀部に結節がみられる．

❷ **角化型疥癬**

　高齢者，免疫抑制者およびステロイド外用薬誤用症例に生じる重症型で，手掌や足底などに厚い**鱗屑**がみられます．瘙痒については一定せず，全く痒がらない場合もあるため注意しましょう．寄生するヒゼンダニの数は，通常疥癬では数十～1,000匹以下なのに対して，角化型疥癬では数百万匹にのぼります[2]．角化型疥癬は大量のダニを含んだ鱗屑が飛散・付着することで容易に伝染し，感染力がきわめて強いため**集団発生**の原因になります．

2）足白癬

　白癬は，皮膚糸状菌という真菌が皮膚に寄生して生じる感染症です．発症する部位によって，足白癬，股部白癬，体部白癬，爪白癬などに分類されます．足白癬は白癬患者の半数以上を占め，臨床症状からさらに趾間型，小水疱型および**角質増殖型**の3つの亜型に分類されます（図4）．角質増殖型では踵部を中心に足底の角質が増殖し，厚い鱗屑や亀裂がみられます．痒みに乏しく，放置しているとやがて爪白癬に進展します．

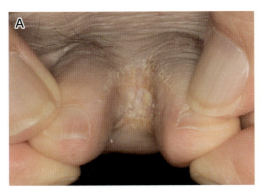
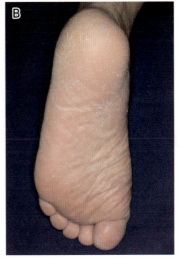

図4　足白癬の病型
A）趾間型，B）角質増殖型．

2 研修医がどこまでできるか？やるべきか？

1) 疥癬

　水際対策として，入院時に角化型疥癬を見逃さないことが最も重要です．高齢者や免疫抑制者で，手足に厚い鱗屑がみられる場合には，痒みの有無にかかわらず本疾患を疑いましょう．ヒゼンダニは雌成虫で0.4 mmと非常に小さいため，肉眼では確認できません．鱗屑を採取して，**検鏡**を行ってください．角化型疥癬の鱗屑には大量のダニが集塊をなして存在するため，角化型疥癬を疑いさえすれば，検鏡により容易に診断できます（図5）．一方，通常疥癬の診断には熟練が必要なので，皮膚科医に依頼しましょう．

2) 足白癬

　臨床症状から白癬を疑うことが出発点です．KOH（水酸化カリウム）を用いた**直接検鏡**（p.1472参照）により，病変部から菌糸（図6）や分節胞子などの特徴的な菌要素を検出すれば診断できます．直接検鏡のコツとしては，検体をどこから採取するかが重要です．①小水疱があれば水疱蓋，②鱗屑では浸軟していない部位にある剥離しかけたもの，③角質増殖では皺襞の部分から複数箇所を採取すると検出率が高いとされています[3]．

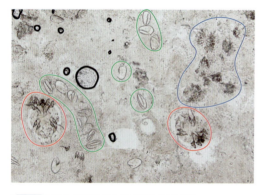

図5 角化型疥癬の検鏡像（40倍）
多数の虫体，虫卵がみられる．
○：雌の成虫，○：幼虫・若虫，○：虫卵．

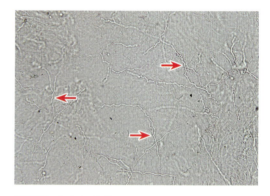

図6 皮膚糸状菌のKOH直接検鏡像（200倍）
多数の菌糸（→）がみられる．

[特集] 手足がガサガサしている！

3 皮膚科医・専門医へのコンサルトポイントはここ！

1）疥癬

　　角化型疥癬では，患者を1～2週間隔離したうえで，防護用具の着用，寝具や衣類の消毒など厳重な管理が必要になります．直ちに皮膚科医と院内感染対策チームへコンサルトして，指示を仰いでください．周囲の人に感染が拡大している恐れもあるため，疑わしい人がいないか確認し，早期に皮膚科を受診させましょう．

2）足白癬

　　臨床像から白癬が疑われるにもかかわらず，直接検鏡に自信がない場合には，皮膚科医へコンサルトしてください．真菌を確認せずに，試しに抗真菌薬を使用してみるという考えはいけません[3]．なぜならば，湿疹であれば当然皮疹は悪化しますし，ジュクジュクした浸軟している足白癬でも約半数は悪化するため，診断的治療にならないばかりか，患者さんに不利益を与えることになるからです．

4 治療のABC

疥癬⇒
　　駆虫薬．イベルメクチン（ストロメクトール®）錠の内服またはフェノトリン（スミスリン®ローション5％）の外用を行います．角化型疥癬では両者を併用します[1]．
足白癬⇒
　　抗真菌薬．趾間型，小水疱型では抗真菌薬の外用が基本ですが，角質増殖型は難治のため，テルビナフィン（ラミシール®）錠など抗真菌薬の内服を併用します[3]．

5 ここに注意！

- イベルメクチンは，1回3～5錠（200 μg/kg）を空腹時に水で内服します．肝機能障害のある患者や高齢者には使用しにくく，妊婦や体重15 kg未満の小児に対する安全性も確立していません．
- フェノトリンは，1回1本（30 g）を頸部以下の全身に塗布し，12時間以上経過後に洗い流します．塗り残した部分には駆虫効果が得られないため，くまなく塗布することがポイントです．
- どちらの駆虫薬も虫卵には効果がないため，1週間後に2回目の治療を行います．
- 角化型疥癬患者と濃厚に接触し，無症状でも潜伏期にあると考えられる人には，予防治療（イベルメクチンの内服1回）を検討します[1]．
- ヒゼンダニが死滅した後にも，しばらく痒みが続くことがあります．

レジデントノート　Vol. 20　No. 9（9月号）2018　　*1529*

■ 文 献

1）石井則久, 他：疥癬診療ガイドライン（第3版）. 日本皮膚科学会誌, 125：2023-2048, 2015
2）「疥癬ハンドブック」（和田康夫/編）, アトムス, 2016
3）「毎日診ている皮膚真菌症」（常深祐一郎/著）, 南江堂, 2010

Profile

神﨑美玲（Mirei Kanzaki）

水戸済生会総合病院 皮膚科 主任部長
当院は茨城県立こども病院に隣接しているため, 小児の希少な皮膚疾患を診る機会が多いです. アレルギー性皮膚疾患の診療にも力を入れています. 疥癬が集団発生すると施設内がパニックになりますが, これを終息させた経験を通してヒゼンダニを見つけるのが得意になりました！

特　集　皮膚トラブルが病棟でまた起きた！

片足が腫れている！

盛山吉弘

症　例

忙しい外来のなか，半日前からの発熱を主訴に来院された70歳代男性．糖尿病治療中で体温は38.6℃まで上昇した．呼吸器，尿路感染はなさそうだが…．白血球が高く，とりあえずフォーカス不明の細菌感染症として入院させたが，病棟看護師から下腿が腫れていると報告を受けた（図1）．

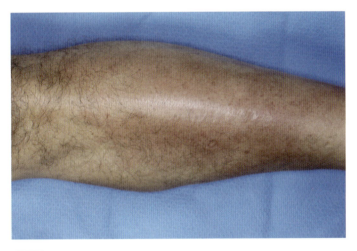

図1　症例：腫張した左下腿
発赤を示し，同肢に「突っ張る」感じあり（血液培養2セットからともにG群溶血性レンサ球菌を検出した）．

① 診断は？　② 検査はどうする？　③ とりあえずの対応は？

解答：① 蜂窩織炎の疑い．典型的には発赤・熱感・腫脹・疼痛がみられる
② 通常，蜂窩織炎の診断は臨床所見のみで行う
③ 必要と考える患者は，抗菌薬投与前に血液培養を採取する

1 病棟で遭遇する「片足が腫れている！」を呈する代表的な皮膚疾患

1) 蜂窩織炎

　診断確定のための特異的な検査はなく，**基本的に臨床症状より診断**します．また，ほかに考えうる疾患をすべて頭にいれたうえで，除外的に診断する要素もあります．そのため，特に皮膚科医以外の医師にとって誤診が多い疾患です．典型的には**発赤・熱感・腫脹・疼痛**といった局所の炎症所見が出ます．しかし，血流障害や神経障害があると局所の熱感，疼痛などがはっきりしないこともあり注意が必要です．

　既存の創傷からの2次感染や皮下膿瘍を形成している症例を除き，細菌の侵入門戸がはっきりしない蜂窩織炎では，主に**β溶血性レンサ球菌**，次いで**MSSA**（methicillin-sensitive *Staphylococcus aureus*：メチリン感受性黄色ブドウ球菌）が起因菌であることがほとんどとされています[1~3]．**広域の抗菌薬を乱用しないように注意しましょう**．

2) 深部静脈血栓症

　急に足が腫れたときは深部静脈血栓症（deep vein thrombosis：DVT）の可能性も考えなくてはなりません．血栓症なので，局所および全身の炎症所見は乏しいのが普通です．D-dimerでスクリーニングをかけ，画像検査で確定します．DVTを診断するときには**同時に肺塞栓の有無もしっかり確認してください**．

3) 血腫（皮下〜筋肉内）

　抗血小板薬，抗凝固薬を内服している患者は要注意です．皮下出血であれば体表からある程度判断ができますが，深部の出血の場合は画像検査が必要です．

4) 虫刺症

　虫に刺された瞬間を患者自身が自覚していれば診断は迷いませんが，時に蜂窩織炎との鑑別が難しい場合があります．その際，まずは圧痛の有無が重要な鑑別ポイントとなります．神経障害，免疫不全などの基礎疾患がない限り，蜂窩織炎では圧痛があります．しかし，圧痛があればすべて感染かというとそうではなく，ムカデ咬症や蜂刺症などで腫脹が強い場合，強い圧痛を伴うこともあり診断に迷います．どうしても判断がつかない場合は，ステロイド外用と抗菌薬投与を同時に行い慎重に経過を見ざるを得ないこともあります．

5) 壊死性筋膜炎

蜂窩織炎と鑑別すべき最重要の疾患です. **3** を参照してください.

2 研修医がどこまでできるか? やるべきか?

炎症の程度, 合併症などを評価するため一般採血をまず行います. CPK, Glu, プロカルシトニン (procalcitonin：PCT), D-dimer なども忘れずに測定しましょう. 他の疾患と鑑別が必要な場合, 静脈エコー, CT などを追加します. 入院が不要な軽症の蜂窩織炎では血液培養は必要ありませんが, 重症例では積極的にとるべきです. 当科では, ① 経過が急速なとき, ② 糖尿病を含め免疫不全があるとき, ③PCT 2 ng/mL 以上のとき, ④ 典型的な蜂窩織炎ではなく診断に疑問を感じたときには, **血液培養を必ず2セット採取する**よう指導しています. また, リンパ浮腫が基盤にある場合は, 血液培養の陽性率は比較的高く治療上有用です.

3 皮膚科医・専門医へのコンサルトポイントはここ！(図2)

この項では, 蜂窩織炎との鑑別で最重要かつ, 何があっても見逃してはいけない壊死性筋膜炎について解説します.

まず, 知っておかなければいけないのは, 壊死性筋膜炎は筋肉を包む本来の筋膜と脂肪織の間にある浅筋膜と呼ばれる, 比較的粗な結合組織を炎症の主座とする点です. この粗な結合組織を急速に水平方向に進展していきます. 脂肪織を炎症の主座とする蜂窩織炎より深いところで起こる炎症なので, 初期には発赤が淡いのが特徴です. "淡い発赤"＝"軽い炎症"ではないことに注意してください.

病変の進展とともに, 高熱, 意識障害が出現してきます. 局所は初期には淡い発赤を呈するにもかかわらず, 激痛があることが多いですが, 進行すると神経損傷により痛覚は逆に消失することもあります. 発赤部の周囲に, 広範に板状硬の硬結を触れることも特徴です. やがて, 水疱・紫斑・血疱が混在して現れてきます. 症例によって進行速度は異なりますが, 劇症型では分単位で臨床像が変化していきます.

壊死性筋膜炎の診断が臨床的に確実な場合は, そのまま緊急手術となります. **確証がもてない場合は, まず試験切開（フィンガーテスト）を行い,** 浅筋膜の状態を確認します.

CT や MRI は診断の補助には有用ですが, 特に劇症型では画像検査を行うために診断・治療の遅れがあってはなりません.

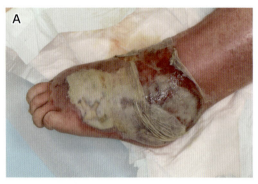
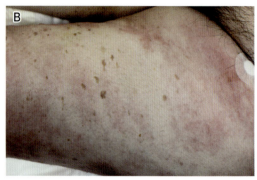
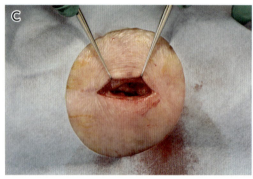

図2　壊死性筋膜炎の疑い症例
A）初診時の足背の所見，B）初診時の大腿の所見，
C）試験切開．

4 治療のABC

蜂窩織炎⇒
　セファゾリン　1〜2g　8時間ごと静注投与
深部静脈血栓症⇒
　抗凝固療法
血腫⇒
　自然吸収を待つのも1つの選択肢．皮膚が破綻して開放となっている場合や，易感染性の患者では2次感染を起こさないよう血腫除去術を考慮する
虫刺症⇒
　ステロイド外用（リンデロン®V軟膏など）
壊死性筋膜炎⇒
　緊急手術，適切な全身管理に加えて，起因菌が判明するまで広域抗菌薬を十分量投与する

[特集] 片足が腫れている！

表 ● LRINEC スコア

検査項目	値	点数
CRP	≧ 15 mg/dL	4 点
WBC	≧ 15,000/μL	1 点
	≧ 25,000/μL	2 点
Hb	< 13.5 g/dL	1 点
	< 11 g/dL	2 点
Na	< 135 mEq/L	2 点
Cr	> 1.59 mg/dL	2 点
Glu	> 180 mg/dL	1 点

5 壊死性筋膜炎を見逃さないために

　　LRINEC（Laboratory Risk Indicator for Necrotizing fasciitis）は，一般的に行われる採血検査結果をもとに壊死性筋膜炎を抽出する指標として，2004年にWongらが提唱しました．項目と条件ごとに点数がふられていて，合計点数を算出します（表）[4]．6点未満をカットオフ値とすると，陽性的中率92.0％，陰性的中率96.0％であったと報告されています．その後，多くの追試がなされていますが，その有用性については賛否両論あります．当科で2011〜2013年の3年間の入院症例を検討したところ，陽性的中率15.4％，陰性的中率97.8％という結果となりました[3]．各施設で扱う症例の母集団はそれぞれ異なるため，施設ごとで検討する必要があるでしょう．**重症の症例でも発症ごく早期には採血データが軽微なことはあります**．また，普通の蜂窩織炎でも採血データが派手なこともよくあります．

　　結局，壊死性筋膜炎の診断に一番重要なのは臨床所見なのですが，見極めには経験を要します．実際に疑わしい場合は筋膜の状態の確認（フィンガーテスト）が必要で，筋膜上の層に抵抗なく指がすっと入る所見があれば確定診断となります．ただしこの判断も難しい場面が多々あり，一定の経験を要します[5]．

　　判断の間違い，遅れは患者の生命に直結するため，わからなければ無理に抱えずに，わかる医師に聞く，あるいは転院搬送を検討することが最も重要なのではないかと思います．

■ 文　献

1）Stevens DL, et al：Practice guidelines for the diagnosis and management of skin and soft tissue infections: 2014 update by the Infectious Diseases Society of America. Clin Infect Dis, 59：e10-e52, 2014

2）盛山吉弘, 他：本邦での蜂窩織炎の起因菌, および適切な抗菌薬選択の検討. 感染症学雑誌, 92：115-119, 2018

3）盛山吉弘, 他：丹毒・蜂窩織炎86例の検討. 臨床皮膚科, 62：163-167, 2015

4）Wong CH, et al：The LRINEC (Laboratory Risk Indicator for Necrotizing Fasciitis) score：a tool for distinguishing necrotizing fasciitis from other soft tissue infections. Crit Care Med, 32：1535-1541, 2004

5）盛山吉弘：壊死性軟部組織感染症〜ふつうの蜂窩織炎とどこが違うのか？ レジデントノート, 16：2117-2124, 2014

Profile

盛山吉弘（Yoshihiro Moriyama）

土浦協同病院 皮膚科 部長
専門分野：救急皮膚疾患
蜂窩織炎の鑑別として最重要である壊死性筋膜炎の診断は，現代においても経験によるところが大きく，限られた字数の中でお伝えすることが難しい領域です．興味のあるかたは，ぜひ多く診断の場に立ち会ってください．現場百回！

特集：皮膚トラブルが病棟でまた起きた！

背中の"しこり"が痛い！

石塚洋典

症例

20歳代女性．1型糖尿病の教育入院中．5年ほど前より上背部に徐々に増大する皮下腫瘤を自覚していた．5日前より疼痛を伴うようになり急速に増大した．

上背部に4 cm大の有痛性紅色腫瘤があり，波動を触知する（図1）．

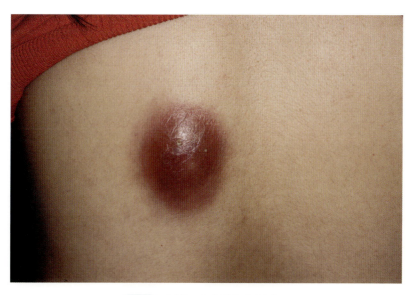

図1 症例：有痛性紅色腫瘤

① 鑑別・除外診断は？　② 検査はどうする？　③ とりあえずの対応は？

解答：① 背部の発赤と疼痛を伴う"しこり"．つまり腫瘤としては，癤と癰が鑑別診断
② 超音波を施行してもよいが，病歴聴取／視診／触診による所見が肝要
③ 切開およびドレナージ

1 「背中の"しこり"が痛い！」場合の鑑別診断

1）炎症性粉瘤

　粉瘤は最も遭遇する皮膚良性腫瘍の1つです．"ニキビの親玉"や"あぶらの塊"ともいえますが，病理組織学的には表皮を模倣する壁と角質からなる囊腫なので，表皮囊腫や角質囊腫とも呼ばれます．実際，炎症性粉瘤を切開してみると，出てくるのは粥状で独特の臭気を伴う角質様物質です（図2）[1]．興味深いことに，炎症性粉瘤の内容物と非炎症性粉瘤の内容物を培養して比較しても，菌叢に大きな差はなく，炎症性粉瘤に黄色ブドウ球菌のような病原性細菌がより多く含まれているわけではないことが知られています[2]．

　疼痛を伴うのはもちろん急激な炎症のためですが，炎症性粉瘤の場合，破綻した囊腫壁の周囲に強度の異物反応を伴う場合が多いことを考えると，まだ詳細が明らかでない非感染性の機序が存在するのかもしれません．ですから，本稿ではあえて感染性粉瘤ではなく，炎症性粉瘤という呼称を用いました．

　一方で，糖尿病や腎透析など，宿主側に創傷治癒遅延をきたす要因があれば，二次感染として黄色ブドウ球菌が定着してしまう場合もあります．このようなときには病態の遷延化をきたします（図3）．

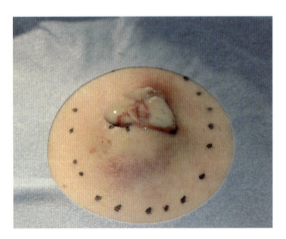

図2 切開すると多量の粥状物が排出された

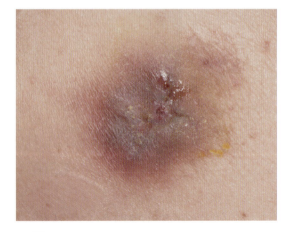

図3 透析中の患者に生じた遷延性の感染性粉瘤
炎症性粉瘤の切開排膿が不十分であった可能性がある．
創部培養からはMRSAを検出．切開排膿を行うも難治．

2) 癤・癰

皮膚深部の黄色ブドウ球菌感染症です．健常人に生じることもありますが，糖尿病，低栄養や心不全など，宿主の状態に大きく依存します．毛包炎が毛包周囲に波及すると癤となり，さらに重症化した状態が癰（図4）です．炎症性粉瘤と同様に，1週間程度の急性の経過で有痛性の発赤腫脹を生じますが，病態からみた最大の違いは毛包の細菌感染症であるという点です．臨床的には，毛孔一致性の膿疱や排膿の存在によって容易に鑑別可能で，培養することで黄色ブドウ球菌が検出されます．治療の第一選択は，抗菌薬投与です．

2 研修医がどこまでできるか？ やるべきか？

1) 炎症性粉瘤

切開およびドレナージの適応となる視診・触診上の所見は，圧痛が強いことと，ぶよぶよとした波動があることです．これは，嚢腫壁が破綻して内容物が間質に露出し，強い異物反応を伴った炎症を示唆します．もし，これらの所見が顕著でなければ（図5），抗菌薬やNSAIDsの投与で経過観察してよいでしょう．

なお，炎症のない粉瘤（図6）は積極的な加療の必要がありませんが，切除希望の場合は皮膚科あるいは形成外科に相談しましょう．

2) 癤・癰

特徴的な毛孔一致性の膿疱や排膿からの診断は比較的容易ですが，Panton-Valentine leukocidin産生黄色ブドウ球菌などの，病原性の高いMRSA（Methicillin-resistant

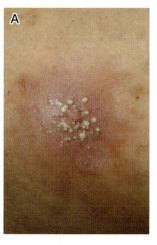 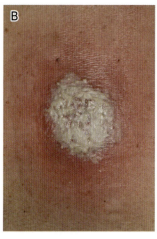 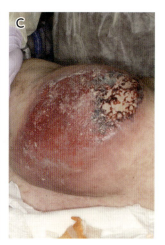

図4　癰
A) 毛孔一致性の排膿と周囲の発赤が特徴．
B) 癒合してびらんを形成した例．
C) 巨大膿瘍化し毒素性ショック症候群（toxic shock syndrome：TSS）を伴った重症例．

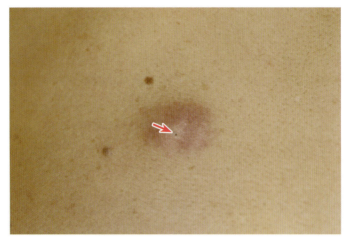

図5 波動のない炎症性粉瘤
開大した毛孔に注目（→）．

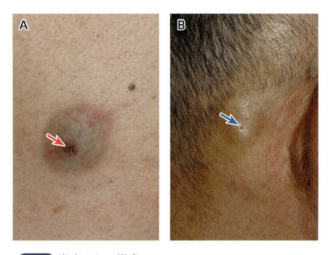

図6 炎症のない粉瘤
A) 背部（→），B) 耳後部．開大した毛孔に注目（→）．

Staphylococcus aureus：メチシリン耐性黄色ブドウ球菌）が起因菌の可能性もある[3]ので，スワブ検体を培養することは監視培養としての意味が大いにあります．切開およびドレナージは，炎症性粉瘤の場合と同様に巨大膿瘍（図4C）の存在を示唆するような波動がない限り不要です．また，先述のように，糖尿病のような易感染性をきたすような合併症についての把握が肝要です．

3 皮膚科医・専門医へのコンサルトポイントはここ！

1）炎症性粉瘤

切開およびドレナージで重要なことは，強い異物反応の原因である囊腫内容が完全に排

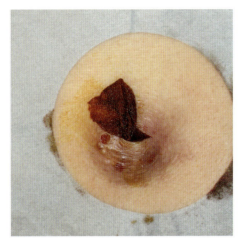

図7 炎症性粉瘤の治療後
切開，内腔掻爬と洗浄後，コメガーゼを挿入した．

出されることです．ですから，特に大きい病変では，生理食塩水による内腔の洗浄と鋭匙による内腔掻爬や，"コメガーゼ"の挿入と連日の交換が必要です（図7）．処置時の鎮痛については，炎症環境下の低pHが原因でリドカインなどの局所麻酔が効きにくいこともあり，代わりに冷却スプレーを用いる場合もあります．比較的簡単な手技ではありますが，皮膚科医や経験のある外科系医師の指導のもとで処置の実際を理解習得することをお勧めします．

2) 癤・癰

毛包炎が膿瘍化した癰では，高熱や倦怠感などの全身症状を伴う場合が多く，抗菌薬投与とともに併存疾患の検索や全身管理など多科連携が必要になる場合があります（図4）．

4 治療のABC

1) 炎症性粉瘤

発赤と疼痛のみ⇒
　広域抗菌薬，NSAIDs投与で経過観察
　【処方例】セファクロル（ケフラール®カプセル）　1回250 mg（1カプセル），
　　　　　　1日3回
　　　　　　アセトアミノフェン（カロナール®錠）　1回200 mg（2錠），1日3回
　　　　　　レバミピド（ムコスタ®錠）　1回100 mg（1錠），1日3回
　　　　　　　　　　　　　　　　　　　　　　　　　　　　　　　各3日分

ぶよぶよとした波動あり⇒
　切開/ドレナージ

2) 癤・癰

合併症の把握
膿培養提出
状態に応じて抗菌薬の経口／全身投与

【処方例】 ファロペネム（ファロム®錠）1回200 mg（1錠），1日3回　5日分
セファゾリン（セファメジン®α点滴用キット）1回1 g（点滴静注），1日
2回　5日間

5 ここに注意！

- ぶよぶよとした波動のある炎症性粉瘤に対しては，ドレナージを十分に行うこと．
- 癤や癰では合併症の検索が肝要．
- MRSAなどの耐性ブドウ球菌の感染に注意．

文　献

1）「Surgery of the Skin 3rd Edition」（Robinson J, et al），Elsevier, 2014

2）Diven DG, et al：Bacteriology of inflamed and uninflamed epidermal inclusion cysts. Arch Dermatol, 134：49-51, 1998

3）Shallcross LJ, et al：The role of the Panton-Valentine leucocidin toxin in staphylococcal disease: a systematic review and meta-analysis. Lancet Infect Dis, 13：43-54, 2013

Profile

石塚洋典（Yosuke Ishitsuka）

筑波大学附属病院 皮膚科
専門は皮膚腫瘍，皮膚外科，角化症．大学病院ならではの特長を生か
すべく，希少・難治疾患の診療にも力を入れ，臨床と基礎研究の融合
をめざしています．今回は，理論と実践の両面からの解説に力を入れ
ました．

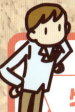

レジデントノート

特集関連バックナンバーのご紹介

2017年3月号 (Vol.18 No.18)

ステロイドの使い方・考え方

疾患ごとに、治療の基本とコツ、具体的な処方をわかりやすく教えます！

金城光代／編
定価 2,000円＋税
ISBN 978-4-7581-1583-4

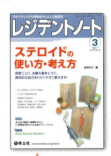

- 量の決定方法など，あまり考えず指導医の言うとおりにやっていたので勉強になりました．
- 状況に応じた対応が詳しく掲載されており，参照しやすい内容でした．

増刊 2015年12月発行 (Vol.17 No.14)

皮膚診療ができる！診断と治療の公式44

外来でも病棟でも一瞬で答えにたどりつく、虎の巻・龍の巻！

梅林芳弘／編
定価 4,500円＋税
ISBN 978-4-7581-1561-2

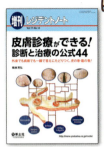

- 写真付きでの丁寧な説明がありがたいです．
- コモンな疾患が掲載されており皮膚科を回っていた時期に多用していました．

増刊 2014年10月発行 (Vol.16 No.11)

知らないままでいいですか？
眼・耳鼻のど・皮膚・泌尿器疾患の診かた

救急・外来・病棟でよく出会う症例にもう困らない！

岩田充永／編
定価 4,500円＋税
ISBN 978-4-7581-1540-7

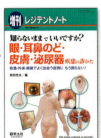

- 研修医がよく遭遇するものばかりで，非常によい特集でした．
- 皮膚の項目は，救急で出くわしやすい疾患が必要最低限にまとめられていました．

増刊 2014年6月発行 (Vol.16 No.5)

病棟でのあらゆる問題に対応できる！
入院患者管理パーフェクト

石丸裕康／編
定価 4,500円＋税
ISBN 978-4-7581-1534-6

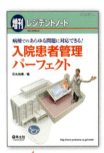

- 実際に現場で起こる変化や症状についてのアプローチが記載されていたので参考になりました．
- 入院患者の管理は初期研修医にとって最大の難関でわからないことだらけなのでマストのテーマでした．

特集とあわせてご利用ください！

詳細は www.yodosha.co.jp/rnote/index.html

最新情報もチェック ➡ **residentnote**　**@Yodosha_RN**

患者を診る 地域を診る まるごと診る
総合診療の Gノート
General Practice

- 隔月刊（偶数月1日発行）
- B5判
- 定価（本体 2,500円＋税）

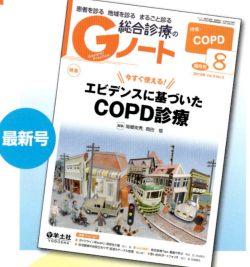

最新号

2018年8月号（Vol.5 No.5）

今すぐ使える！エビデンスに基づいたCOPD診療

編集／南郷栄秀，岡田 悟

COPDの診断・予後
- COPDは誰をスクリーニングして，どのように診断する？
- COPDの病期分類と予後の予測

COPDの治療
- 実効的な禁煙を上手に行う
- COPD患者にどのワクチンを打つ？
- COPDの栄養療法 〜QOL改善の次の一手に組込むセンスを身につける
- 安定期COPDの治療① 吸入薬の使い方
- 安定期COPDの治療② 吸入薬以外の薬剤の使い方
- 安定期COPDの治療③ 在宅酸素療法・非侵襲的陽圧換気療法
- COPD増悪時のスマートな対応と治療
- 呼吸器内科医からみたCOPD診療 〜特に難治性COPDの治療法
- 理学療法士が教える呼吸リハビリテーション
- 薬剤師からみた吸入薬使用のコツ

最新のエビデンスと現場での実践を具体的に徹底解説！雑誌特集と思えない充実度！

6月号 (Vol.5 No.4)
専門医紹介の前に！一人でできる各科診療
"総合診療あるある"の守備範囲がわかる！

齋藤 学，本村和久／編

4月号 (Vol.5 No.3)
何から始める!?　地域ヘルスプロモーション
研修・指導にも役立つ　ヒントいっぱいCase Book

井階友貴／編

次号予告
2018年10月号 (Vol.5 No.7)

テーマ　外来からはじめる
女性診療（仮題）
〜いつもの診療にひと工夫！でできる女性ケア〜

柴田綾子，城向 賢，井上真智子／編

発行 羊土社

連載も充実！
総合診療で必要なあらゆるテーマを取り上げています！

忙しい診療のなかで必要な知識を効率的にバランスよくアップデートできます！

聞きたい！ 知りたい！ 薬の使い分け
日常診療で悩むことの多い治療薬の使い分けについて，専門医や経験豊富な医師が解説します！患者さんへの説明のコツも伝授！

ガイドライン早わかり
（横林賢一, 渡邉隆将, 齋木啓子／編）

総合診療医が押さえておくべき各種ガイドラインのポイントをコンパクトにお届けします！

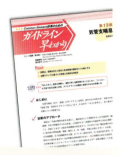

なるほど！ 使える！ 在宅医療のお役立ちワザ
在宅医療の現場で役立つツールや，その先生独自の工夫など，明日からの診療に取り入れたくなるお役立ちワザをご紹介！

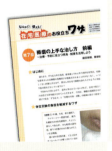

誌上EBM抄読会
診療に活かせる論文の読み方が身につきます！
（南郷栄秀, 野口善令／編）

エビデンスを知っているだけでなく，現場での判断にどう活かしていくか，考え方のプロセスをご紹介します．実際のEBM抄読会を誌上体験！

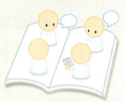

優れた臨床研究は，あなたの診療現場から生まれる
（福原俊一／監修　片岡裕貴, 青木拓也／企画）

研究をやりたいけれど「何から始めればよいかわからない」「上手くいかない」など，不安や悩みをもつ方へ！臨床現場でどう実践するか，実例をもとに解説！

実践講座

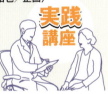

どうなる日本!? こうなる医療!!
これからの医療をめぐる環境がどう変わっていくのか，医療提供システムはどのように変わっていくべきかなど，さまざまなテーマを取り上げます！

思い出のポートフォリオを紹介します
印象に残ったポートフォリオの実例を難しかった点・工夫した点などにフォーカスしてご紹介いただくコーナー．ポートフォリオ作成・指導のヒントに！

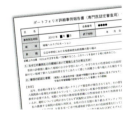

みんなでシェア！ 総合診療Tips
総合診療の現場で今から使える＆ずっと役立つTipsを，全国各地の専門医プログラムがリレー形式で紹介．各プログラム一押しのTipsを，みんなでシェアして，レベルアップ！

本コーナーはWebでもお読みいただけます！ ➡ QRコードからGO！

年間定期購読料　国内送料サービス

通常号（隔月刊6冊）	定価（本体15,000円+税）	通常号（隔月刊6冊）+増刊（増刊2冊）	定価（本体24,600円+税）
通常号+ WEB版※	定価（本体18,000円+税）	通常号+ WEB版※ +増刊	定価（本体27,600円+税）

※WEB版は通常号のみのサービスとなります

詳細は www.yodosha.co.jp/gnote/

最新情報もチェック ➡ f gnoteyodosha　@Yodosha_GN

Book Information

内科で役立つ 一発診断から迫る 皮膚疾患の鑑別診断

編集／出光俊郎
- □ 定価（本体 5,800円＋税）　□ B5判　□ 293頁　□ ISBN 978-4-7581-1737-1

- 大好評『見ためで探す皮膚疾患アトラス』の姉妹書が登場！
- 一発診断から鑑別を進める，皮膚科医の着眼点と考え方が学べます！
- 豊富な写真で，さまざまな皮膚疾患を見極める目を養えます！

"一発診断"から，よく迷う皮膚疾患の鑑別法を学ぼう！

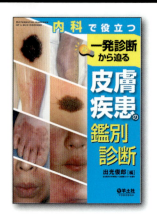

内科で出会う 見ためで探す 皮膚疾患アトラス

編集／出光俊郎
- □ 定価（本体 5,700円＋税）　□ B5判　□ 245頁　□ ISBN978-4-7581-1722-7

- 症状と見ためから探せる，全科必携の皮膚アトラス！
- 内科で出会う皮膚疾患を中心に，典型例はもちろん，非典型例や鑑別疾患などバリエーション豊富な写真を掲載

皮膚の異常をみたら，まずはこの1冊！

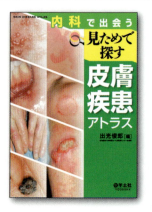

病理像＋臨床写真で一目でわかる！ 臨床医が知っておきたい 皮膚病理の見かたのコツ

編集／安齋眞一
- □ 定価（本体 9,000円＋税）　□ B5判　□ 294頁　□ ISBN978-4-7581-1793-7

- 1疾患を2ページでまとめ，体表写真やダーモスコピーと比べつつ，病理像を丁寧に解説しています．
- 「丘疹中央のくぼみは病理学的に何に対応するの？」など素朴な疑問にも答えます．

臨床医のための皮膚病理の入門書！

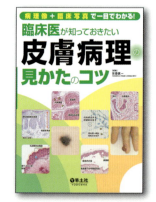

発行　羊土社 YODOSHA
〒101-0052　東京都千代田区神田小川町2-5-1　TEL 03(5282)1211　FAX 03(5282)1212
E-mail：eigyo@yodosha.co.jp
URL：www.yodosha.co.jp/

ご注文は最寄りの書店，または小社営業部まで

Book Information

医師国家試験の取扱説明書

今夏発行予定

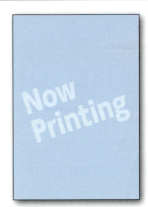

著/民谷健太郎

□ 予価(本体 2,800円+税)　□ A5判　□ 約300頁　□ ISBN978-4-7581-1838-5

- 国試の「解き方」を解説した人気メルマガ，通称「国試のトリセツ」が書籍化！
- ペーパー試験で鍛えた知識を研修に活かすマインドセットを伝授．

国試対策に励む後輩におすすめください！

MMF (Medical students Mentoring Forum)
たろう先生式医学部6年間ベストな過ごし方

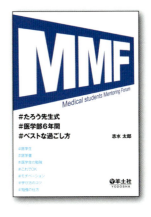

著/志水太郎

□ 定価(本体 2,000円+税)　□ A5判　□ 191頁　□ ISBN978-4-7581-1826-2

- 「教養を学ぶ意味は？」「国試のための勉強だけでいいの？」など，医学生から実際に聞き取った悩みに対する考え方を，志水先生が解説．
- イマドキの医学生像を知りたい指導医の方にもオススメ．

「医学生のうちに読みたかった」と大好評

マンガでわかるゲノム医学
ゲノムって何？を知って健康と医療に役立てる！

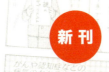

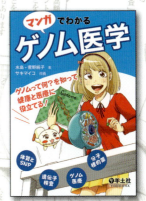

著/水島-菅野純子，イラスト/サキマイコ

□ 定価(本体 2,200円+税)　□ A5判　□ 221頁　□ ISBN978-4-7581-2087-6

- 一般の方でも読める[マンガ]と専門職向けの[解説]の2部構成．
- 患者さんには…健康と病気に対する理解を深めていただけます．
- 医療者の方には…個別化医療の知識を手軽にアップデートいただけます．

病院の待合に1冊！医局に1冊！手軽に読める最新医学

発行　羊土社 YODOSHA

〒101-0052　東京都千代田区神田小川町2-5-1　TEL 03(5282)1211　FAX 03(5282)1212
E-mail：eigyo@yodosha.co.jp
URL：www.yodosha.co.jp/

ご注文は最寄りの書店，または小社営業部まで

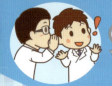

臨床検査専門医がコッソリ教える…検査のTips!

シリーズ編集／五十嵐 岳（聖マリアンナ医科大学 臨床検査医学講座）

第18回 いろいろな血算指標を使いこなせるようになろう！

田部陽子

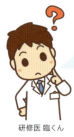

先生，80歳代女性が重度の貧血で来院しました．当初は消化管出血による貧血を疑っていたのですが…血算データに記載されていたRDW，IPFを見た指導医の先生が"この患者さん，消化管出血ではないかもよ？"とおっしゃるのです．RDWとかIPFって一体何がわかるのでしょうか？

研修医 臨くん

血算のデータって，案外いろんなことがわかるんだよ．RDWとかIPFはあまりなじみがないかもしれないけれど，有用な指標になるんだ．その患者さんの血算データと末梢血液像（図1）を見せてくれるかな？

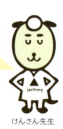

けんさん先生

 解 説

● 診断に役立つ所見を探してみよう

【血算データ】
WBC　7,600 /μL
RBC　167万 /μL
Hb　5.1 g/dL
Hct　15.9 %
MCV　95 fL（84〜99）
MCH　30.5 pg（27.0〜33.0）
MCHC　32.0 g/dL（32.0〜35.0）
PLT　8.6万 /μL
RET　10.2 %（0.3〜2.0）
RDW　20.8 %（11.9〜14.5）
IPF　12.6 %（1.1〜6.1）

（）内は正常値．

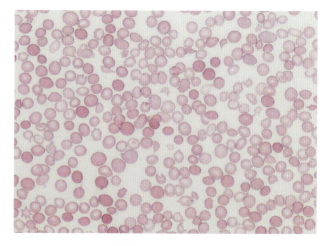

図1 末梢血液像
メイ・ギムザ染色　×1,000

● RDW，IPFってなんだ？

　この患者さんの血算データを見直してみると，貧血と血小板減少以外にRDW（red cell distribution width：赤血球容積粒度分布幅）の高値が目立っているね．**RDWは赤血球の大きさのばらつき**を示しているんだ．急激な出血では大きさにばらつきの差が出ないために正常値（12％前後），鉄欠乏性貧血等で赤血球がドンドン生産されている場合には15％以上の高値を示すよ．

今，日本国内のほとんどすべての病院で使われている血算値は自動血球分析装置で測ったものなんだけど，分析装置にはメーカーによっていろんな工夫がされているんだ．そのなかの1つに，幼若血小板比率（immature platelet fraction：IPF）を調べることができる装置があるんだよ（Sysmex社）．IPFは，骨髄からの血小板の放出がさかんになると上昇するので，**血小板減少があるときに，それが骨髄での産生抑制によるものか，末梢での血小板の破壊や消費によるものなのかを推定するのに役立つ値だよ**．ITP（特発性血小板減少性紫斑病）ではこの値が上昇することが多く，骨髄移植や化学療法後に血小板数が回復する際の予測マーカーとして使える可能性もあるといわれているよ．

この症例ではどうだろう？

RET・RDW・IPFともに高値＝網赤血球が多い・赤血球の大きさのばらつきアリ，となると，**末梢での血小板破壊や消費がありそう…と考えることができるよね**．ここで図1の末梢血液像をみてみると，奇形赤血球，破砕赤血球（図2）が多数出現しており，機械的な赤血球破壊，血小板減少の原因として末梢の細血管が血栓で閉塞されるような病態があるのかな？と予想できるね．

では，診断は？

末梢血液像で確認された破砕赤血球が出現する疾患や病態を考えてみると，微小血管で血栓が生じるDIC（播種性血管内凝固症候群），TTP（血栓性血小板減少性紫斑病）やHUS（溶血性尿毒症症候群）などがある．その後，この患者さんでは，FDPとDダイマーの上昇，LDH高値，

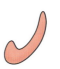 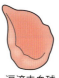

鎌状赤血球　涙滴赤血球　破砕赤血球　有口赤血球

図2 奇形・破砕赤血球の例

ハプトグロビン低値に加え，ADAMTS13活性低下を確認，TTPと診断できたんだ．

この患者さんの例では，血算データが，貧血の原因として消化管出血のほかに見逃してはいけない病態があることを教えてくれる．そして，その病態を紐解く鍵としてRDWやIPF，そして赤血球形態が重要な情報源になることを理解してもらえたかな？

貧血を認めたときには，RDW，IPF等の血算指標も確認して鑑別してみてね！ 今回のような症例もあるので，末梢血液像の確認も忘れずに！！

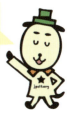

※臨床検査医学会では，新専門医制度における基本領域の1つである臨床検査専門医受験に関する相談を受け付けています．
専攻医（後期研修医）としてはもちろん，非常勤医員や研究生として研修に通うことでも受験資格を得ることができます．
専攻した場合のキャリアプランならびに研修可能な施設について等，ご相談は以下の相談窓口までお気軽にどうぞ！！
日本臨床検査医学会 専門医相談・サポートセンター E-mail：support@jslm.org

※連載へのご意見，ご感想がございましたら，ぜひお寄せください！また，「普段検査でこんなことに困っている」
「このコーナーでこんなことが読みたい」などのご要望も，お聞かせいただけましたら幸いです．rnote@yodosha.co.jp

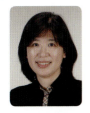

今月のけんさん先生は…
順天堂大学 臨床検査医学講座の田部陽子でした．
臨床検査は，自由度が高くて，女性医師に優しい専門領域です．専門医としてキャリアを続けていく女性医師の力強い味方です．たくさんのママさん医師が活躍してますよー．

日本臨床検査医学会 広報委員会
レジデントノート制作班：五十嵐 岳，小倉加奈子，木村 聡，田部陽子，千葉泰彦，増田亜希子

臨床検査専門医を目指す方へ

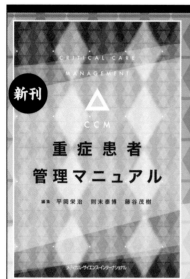

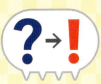

> 8月号のテーマ
> 高血圧の定義
>
> 10月号のテーマ
> 二次性高血圧のスクリーニング

監修／香坂 俊（慶應義塾大学医学部循環器内科）

第30回 2型糖尿病患者の外科手術，血糖管理ってそんなに大事なの？

吉藤 歩

本コーナーは初期研修医が日常臨床のなかで感じた**素朴な疑問**について，そのエッセンスを読みやすく解説するシリーズです．さて，今回はどんな質問が登場するでしょうか．

? 今回の質問

周術期の2型糖尿病の血糖コントロールって，どれくらい重要なんですか？

! お答えします

強化インスリン療法による厳格な血糖コントロールは推奨されません．200 mg/dLを超えない「従来型」の血糖コントロールでよいです．特に，術後の高血糖が死亡率を上昇させるので点滴内容や食事，栄養療法を開始するときには注意が必要です！

糖尿病と術後の合併症

研修医：もう，嫌になっちゃいますよ．今，外科を回っているんですけど，今日入院した患者さんも糖尿病があるみたいで，また糖尿病内科に依頼しないといけないんです．今週でもう，依頼文を書くのも10枚目ですよ．

指導医：また，ぶつぶつ言っているね．外科患者の15〜20％が糖尿病患者だから，患者さんをたくさん診ている証拠だよ．外科の先生はなぜ，糖尿病の患者さんを警戒しているのかな？

研修医：糖尿病だと，合併症を起こしやすいからですよね．例えば，術後感染症とかですかね．

指導医：そうだね，その通り．2010年のDiabetes Careの論文[1] を知っているかい？ この論文はアメリカのある病院で非心臓血管外科手術を受けた3,184人を対象にした観察研究で，糖尿病患者と非糖尿病患者が，術後30日以内に死亡する割合および術後の合併症の割合をみている研究だ．図をみてみると，外科手術後の30日以内の死亡率は有意差がつかないものの，糖尿病患者の方は死亡率が50％増加しているね．また，糖尿病患者は非糖尿病患者と比較して，肺炎は2.4倍，創部感染は2倍，尿路感染症は3倍，急性心筋梗塞は2倍，急性腎不全も2倍に有意に増加していることがわかるでしょ[1]．その詳細は明らかになってはいないけれど，外

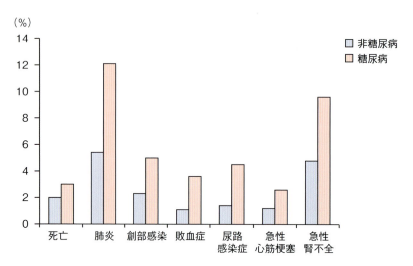

図 ● 糖尿病患者と非糖尿病患者の外科手術後30日以内の死亡率および合併症の比較
文献1より引用．

科の先生たちは多かれ少なかれ，糖尿病患者の手術で「痛い目」にあっている経験があるから，血糖についてはとても気にするんだよ．それで，どんな依頼文を書いたの，どれどれ…．

研修医：見られるのは恥ずかしいですが…．『平素より大変お世話になっております．糖尿病にて貴科通院中の患者ですが，今回，胃癌の手術目的で入院されました．周術期管理を宜しくお願いいたします』

指導医：おいおい，この依頼文には重要な情報がかなり不足しているじゃないか．

- この糖尿病患者さんは1型なのか2型なのか
- 罹病期間はどれくらいなのか
- どんな治療を受けていて，現在の治療はどのようにしているのか（食事内容，内服，インスリンの有無）
- 糖尿病の合併症はあるのか
- 今後，いつ，どんな手術を行って，どのような点滴を行い，食事までの開始期間はどれくらいを見込んでいるのか

などの情報をうまく埋め込んで依頼文は書かないと．

研修医：はい，こう書けばよいでしょうか？『この患者さんは10年来の2型糖尿病の患者さんです．現在，グリメピリド（アマリール®）1 mg内服とテネリグリプチン（テネリア®）20 mg内服をして，あと寝る前にインスリン グラルギン（ランタス®）を10単位打っています．血糖コントロールは2週間前の採血でHbA1c 7.6％です．5日後に腹腔鏡下胃全摘術を受ける予定になっています．術後5日目から流動食を開始するので，それまでは末梢からの点滴の予定です』

指導医：ちょっと待って，情報としてはよくなったけど，この患者さん，手術して大丈夫なの？延期しなくて大丈夫？

研修医：えっ，大丈夫なのか心配になって来ました．カルテには，外来のときに糖尿病の先生に

「手術しても大丈夫だけど，少し前に入院して」と言われたと書いてあります．

指導医：術前の血糖コントロールが不良な患者は術後合併症の発生率が高いわけだけど，これが現在の血糖値そのものによって有害となっているのか，長期的な高血糖によって生じた血管障害が関与しているのか，詳しいことはわかっていないんだ．加えて，血糖コントロールを行ったうえで手術を行うのがよいのか，そのまま手術を行った方がよいのかについての研究はまだ存在しないから，エビデンスがないんだ．

　手術を延期しないといけないような状態というのは，尿ケトン体が陽性の場合，空腹時血糖200 mg/dL以上，食後血糖300 mg/dL以上時だ．術前血糖コントロールの目標としては，日本では，空腹時血糖100〜140 mg/dLまたは食後血糖160〜200 mg/dL，尿糖1＋以下または尿糖1日排泄量が1日糖質摂取量の10％以下が推奨されている[2]．手術可否については2カ月の血糖の平均であるHbA1cで判断するという記述がないことは覚えておこう．

周術期の経口糖尿病治療薬

指導医：では，内服はどうしようか．周術期の内服薬についてはどのようにするか勉強した？

研修医：もちろんです．基本的にはすべての経口血糖降下薬は中止するという認識をもったほうがよいのですよね．周術期に使用すると，

- ● ビグアナイド薬は乳酸アシドーシスを惹起する
- ● スルホニル尿素薬（SU薬）は効果が遷延する
- ● DPP-4阻害薬やαグルコシダーゼ阻害薬は消化管への影響がでる
- ● チアゾリジン薬は体液貯留をきたすことがある
- ● SGLT2阻害薬は脱水をきたすことがある

ので要注意というところでしょうか．

指導医：その通り．糖尿病患者の術前管理としては，経口血糖降下薬を内服している患者も，インスリン治療中の患者も強化インスリン療法へ変更するんだ．あとは，食生活の見直しを行って，空腹時血糖が200 mg/dL以上，尿ケトンが陽性となるのを防ぐようにすることが大切だ．

　忘れていないと思うけど，1型糖尿病患者の場合には，インスリンの絶対的欠乏が病態にあるから，周術期であろうと，絶対にインスリン注射を中止してはだめだからね．

研修医：そうでした．1型糖尿病の患者さんの周術期管理は難しそうですね．

指導医：ではこの患者さんの場合にはどうする？

研修医：まずグリメピリド（アマリール®）中止ですね．テネリグリプチン（テネリア®）も手術前には中止にした方がよいと思います．病院食で食生活の見直しを行いながら，強化インスリン療法を行って様子を見ていきます．これでガンガン血糖を下げたいです．

指導医：それはちょっと「はやとちり」なんだよ．手術前に厳格に血糖をコントロールした方がよいのか，周術期の血糖コントロールの目標をどうするのかについてRCT（randomized controlled trial：ランダム化比較試験）を紹介するから一緒に考えてみよう．

周術期の血糖コントロール

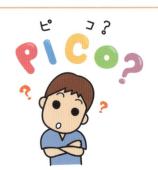

指導医：このような臨床試験を考えるときに大切なのがPICOなのだけど，先生は知っているよね？

研修医：ピ，ピコですよね．もちろんですよ…．

指導医：えーと，PICOというのは，どのような患者さんに，どのような介入をすると，別の介入と比較して，どのような結果を示すのかを4つの要素に分けて定式化するものだよ．

　P：対象となる患者（Patient）
　I：介入方法（Intervention）
　C：比較対象（Comparison）
　O：結果（Outcome）

研修医：あ，聞いたことがありました．ど忘れをしていたみたいです．

指導医：それじゃあ，みていこうか．

手術前に入院して，厳格に血糖コントロールするエビデンス？

ACCORD Study[3]（2008）
- P：2型糖尿病患者を対象（N＝10,251）
- I：厳格な血糖管理（HbA1c＜6.0％）
- C：通常血糖管理群（HbA1c 7.0％～7.9％）
- O：一次アウトカム発生は両群で同等であったが，全死亡は厳格な血糖管理群で有意に多かったため試験は早期に中止された．サブグループ解析では，心血管イベントの既往がない患者，65歳未満の患者，研究開始前の血糖管理が不良な患者（HbA1c＞8％）において，厳格な血糖管理群で有意に死亡率が上昇していた．

指導医：この試験では最初の4カ月で血糖管理目標を到達した症例が多く，ここから血糖コントロールが不良の患者に対して手術前に急激に血糖をコントロールすることは危険かもしれないといわれるようになったんだ．

周術期の血糖管理をどの程度にコントロールするのがよいのか？

Leuven I Study[4]（2001）（表）
- P：外科系集中治療患者を対象（N＝1,548）
- I：強化インスリン療法による厳格な血糖管理（80～110 mg/dL）
- C：通常血糖管理群（180～200 mg/dL）
- O：厳格血糖管理群の方が，通常の血糖管理群よりも，急性腎不全合併率，人工呼吸器管理期間，ICU管理期間，そしてICUでの死亡率が有意に低かった

指導医：Leuven I Studyの影響で，集中治療の領域では，強化インスリン療法を行うようになったんだ[4]．

みんなで解決！病棟のギモン

表● 強化インスリン療法による厳格治療群は予後を改善させるか

	Leuven I Study	NICE-SUGAR Study
研究対象施設	単施設	多施設
患者数	1,548	6,104
対象患者	外科のICU患者 心臓血管外科患者が多数 中心静脈栄養患者が多数	内科，外科のICU患者 経管栄養患者が多数
糖尿病の割合	13％	20％
エンドポイント	ICUでの死亡	術後90日以内の死亡
アウトカム	厳格管理群が有意に 死亡率を下げた	通常管理群が有意に 死亡率を下げた

文献4，5，6より作成.

NICE-SUGAR Study[6] (2009) （表）

P：内科系，外科系集中治療患者を対象（N＝6,104）

I：厳格な血糖管理（81〜108 mg/dL）

C：通常血糖管理群（144〜180 mg/dL）

O：通常血糖管理群の方が，厳格管理群よりも術後90日以内の死亡率が有意に低かった

研修医：あれ，さっきの試験と結果が真逆ですよ！

指導医：この理由についてはLeuven I Studyでは心臓血管外科の患者が多く，中心静脈栄養を使用していた患者が多かったこと，ICUでの死亡がエンドポイントになっているのに対して，NICE-SUGAR Studyでは経管栄養の使用が多く，内科系，外科系を問わず，90日での死亡について比較しているという違いがあるからではないかといわれているんだ.

GLUCO-CABG Trial[7] (2015)

P：CABG（coronary artery bypass grafting：冠動脈バイパス術）を受け，周術期に血糖が140 mg/dLを超えた患者を対象（N＝302）

I：厳格な血糖管理（100〜140 mg/dL）

C：通常血糖管理群（141〜180 mg/dL）

O：通常血糖管理群と厳格管理群で合併症の頻度，種類，死亡率について有意な差は認めなかった

研修医：今度は有意差なしですか.

指導医：厳格な血糖管理が必要と考えられてきた心臓血管外科領域でも厳格管理のエビデンスは構築できなかったというわけだ．それに，ACCORD Studyでも低血糖合併率と死亡率の関連性が示されているから[3]，周術期においても現在のところ，明確な根拠はないんだけど，通常血糖管理（140〜200 mg/dL）を目標にするのがよいのではないかといわれているんだ.

レジデントノート　Vol. 20　No. 9（9月号）2018

手術で生じる高血糖に注意する！

指導医：あと，もう1つ覚えておいてもらいたいことがある．それは，糖尿病と診断されていない患者さんでも，外科的侵襲が加わることにより交感神経が賦活化され，アドレナリン，グルカゴン，コルチゾール，成長ホルモンなどが放出され，外科的糖尿病と呼ばれる高血糖状態を引き起こすことが少なくないんだ．実は，糖尿病患者に限らず，新規発症の外科的糖尿病の患者は術後死亡のリスクが高いことが報告されているんだ．さらに術後血糖値と術後30日の死亡率を検討した研究では術後高血糖となった患者は糖尿病の有無にかかわらず，むしろ特に非糖尿病患者において，死亡率がOdds比で60倍以上となっていることが報告されている[1]．

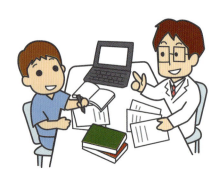

つまり術前の血糖が高いことも死亡のリスクにはなるけど，もっと注意すべきなのは術後の高血糖なんだ．術後には経管栄養や中心静脈栄養が使用されることがあるよね．栄養を開始するときには糖尿病内科の先生とよく相談してはじめないと，合併症を引き起こす術後高血糖のリスクをあげてしまうからね．術前のHbA1cが正常値だからと安心して血糖のことを忘れていると，足元をすくわれることがあるから注意しないとね．

研修医：周術期の血糖コントロールってそんなに奥が深かったんですね．でも，感染症という観点では強化インスリン療法でがっちりコントロールした方がよいのではないんですか．

指導医：そう思うよね．でもね，2011年のAnnals of Internal Medicineのメタ解析をみても，感染を制御するには厳格な血糖コントロールがよいというデータはでなかったんだ[8]．こちらも140〜200 mg/dLを目標にしてコントロールするのが妥当というところだろう．

研修医：なるほど．そうすると，強化インスリン療法で厳格なコントロールをするのではなく，血糖140〜200 mg/dLを目標にマイルドにコントロールすること，そして，手術後の高血糖には要注意ということですね．勉強になりました．

文献

1) Frisch A, et al：Prevalence and clinical outcome of hyperglycemia in the perioperative period in noncardiac surgery. Diabetes Care, 33：1783-1788, 2010
2) 「糖尿病専門医研修ガイドブック 改訂第7版」（日本糖尿病学会／編著），診断と治療社，2017
3) Action to Control Cardiovascular Risk in Diabetes Study Group, et al：Effects of intensive glucose lowering in type 2 diabetes. N Engl J Med, 358：2545-2559, 2008
4) van den Berghe G, et al：Intensive insulin therapy in critically ill patients. N Engl J Med, 345：1359-1367, 2001
5) 稲石 淳，他：内分泌疾患の周術期 ①糖尿病・血糖コントロール．Hospitalist, 4：335-343, 2016
6) NICE-SUGAR Study Investigators, et al：Intensive versus conventional glucose control in critically ill patients. N Engl J Med, 360：1283-1297, 2009

7) Umpierrez G, et al：Randomized Controlled Trial of Intensive Versus Conservative Glucose Control in Patients Undergoing Coronary Artery Bypass Graft Surgery：GLUCO-CABG Trial. Diabetes Care, 38：1665-1672, 2015
8) Kansagara D, et al：Intensive insulin therapy in hospitalized patients：a systematic review. Ann Intern Med, 154：268-282, 2011

吉藤　歩（Ayumi Yoshifuji）

東京都済生会中央病院 内科
専門：腎臓内科，糖尿病内科，感染症，総合診療
患者さんの「訴え」を大切にしたい．そして，どんな症例もそれぞれ「世界に1つ」である．それを大切に，探究心をもって診療にあたることが大切だと思う．専門が何であれ，総合内科的マインドをもち続けてほしい．

Book Information

レジデントノート増刊 Vol.16 No.17

糖尿病診療で
みんなが困る疑問を集めました。
血糖コントロールがうまくいくコツ

編集／坂根直樹
- 定価（本体 4,500円＋税）　□ B5判　□ 245頁　□ ISBN978-4-7581-1546-9

- 日常診療でよく出会う場面・困ることを厳選！すべての医師にオススメ！
- 薬選び，インスリン療法，食事療法，周術期対応，合併症対策，患者指導…等，様々な疑問に専門家が答えます！

超具体的！あなたの疑問の解決策がここにある！

発行 羊土社

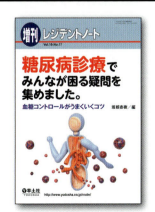

Book Information

本当にわかる
精神科の薬はじめの一歩 改訂版
具体的な処方例で経過に応じた
薬物療法の考え方が身につく！

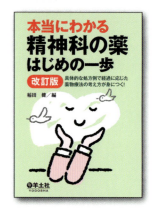

編集／稲田　健
- □ 定価（本体 3,300円＋税）　□ A5判　□ 285頁　□ ISBN978-4-7581-1827-9

- ● プライマリケアで役立つ向精神薬の使い方を，キホンに絞ってやさしく解説！
- ● 具体的な処方例で，薬の使い分け，効果や副作用に応じた用量調整，やめ時，減らし方，処方変更など処方のコツやポイントがわかる

好評書の改訂版！新薬追加，適応拡大を反映しアップデート

薬局ですぐに役立つ
薬の比較と使い分け100

著／児島悠史
- □ 定価（本体 3,800円＋税）　□ B5判　□ 423頁　□ ISBN978-4-7581-0939-0

- ● 類似薬の違いについて，約730点の参考文献を明記して解説！
- ● 個々の薬の特徴やよく似た薬の違いがわかる！
- ● 患者に応じた薬の使い分けがわかり，服薬指導にも自信がつく！

薬剤師のほか，研修医，その他医療スタッフにもおすすめ！

病態で考える
薬学的フィジカルアセスメント
41の主訴と症候から行うべきアセスメントがわかる

新刊

著／鈴木　孝
- □ 定価（本体 3,800円＋税）　□ B5判　□ 292頁　□ ISBN978-4-7581-0940-6

- ● 41に及ぶ主訴・症候ごとに，考えられる原因疾患を病態をふまえて解説！
- ● 病態把握のために必要なアセスメントと方法，評価を根拠から解説！
- ● よりよい薬物治療，薬学的管理にすぐに活かせる！

症状に応じた適切なフィジカルアセスメントで，病態把握に役立つ！

発行　羊土社 YODOSHA
〒101-0052　東京都千代田区神田小川町2-5-1　TEL 03(5282)1211　FAX 03(5282)1212
E-mail：eigyo@yodosha.co.jp
URL：www.yodosha.co.jp

ご注文は最寄りの書店，または小社営業部まで

シリーズ
よく使う日常治療薬の正しい使い方

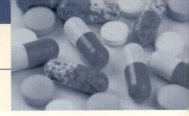

古典的な抗血栓薬の正しい使い方

後藤信哉（東海大学医学部内科学系 循環器内科学）

◆薬の使い方のポイント・注意点◆

- 抗凝固薬，抗血小板薬は重篤な出血合併症を惹起するため，いずれも使わなくてすめば使わないほうがよい
- 近未来に心血管死亡，心筋梗塞，脳梗塞などのリスクが著しく高い症例では，出血リスクを理解させたうえで使用する
- 個別化医療が確立されていないため，インフォームド・コンセントが重要である
- 抗凝固薬が必要な病態は限られている
- 抗血小板薬は有効性や安全性が高く，薬価も安価である
- 抗血栓薬は使わないことよりも使いすぎに注意が必要である

1．はじめに

　研修医であっても抗血栓薬を使うことは多い．抗血栓療法は血栓イベントを減らして重篤な出血イベントを増やす両刃の剣である[1]．アスピリン，ワルファリンなどの古典的抗血栓療法には，心筋梗塞，脳梗塞，肺塞栓，突然死などを減少させる明確な臨床エビデンスがある[2～4]．しかし，血栓イベントリスク低下に相応して重篤な出血イベントを増加させるエビデンスも豊富である[3～5]．個別の症例ごとに抗血栓薬の効果と副作用の発現リスクは異なる．また，個別症例ごとに薬剤リスクの受け入れも一様ではない．ガイドラインに基づいた一律介入によりメリットを得た症例は実感できず，一方で重篤な出血イベントを経験した症例では抗血栓薬使用と副作用イベントの関連を実感する．使わずにすめば使いたくない薬物の代表が抗血栓薬であり，一律介入により損をする症例も多いため，至適治療には経験がものを言う．抗血栓薬は「難しい」薬剤である．

　薬剤の添付文書はルールに従ってつくられていて，現在のルールではその薬剤の臨床開発時の対象疾患を適応疾患としている．添付文書は至適個別治療に役立つこともあるが，多くの場合には患者集団における臨床試験の結果を目の前の患者に適用するのは難しい．個別最適化医療の論理は抗血栓薬の場合は，いまだに確立されておらず，「重篤な出血合併症は増えますが，血栓イベントは減ると思います．どうしましょうか？」とのインフォームド・コンセントが重要な薬剤である．

2．抗凝固薬はどう使う？

　血小板は複雑な細胞である．凝固カスケードが機能するため，血小板機能の一部を阻害しても抗血栓効果は弱いが出血イベントも少ない．しかし，凝固カスケードは複雑とはいっても酵素反応である．抗凝固薬により，凝固系を阻害すると血栓イベント減少効果は強いが出血イベントも著しく増加する．そのため，抗凝固薬が必要な病態は限局される．

1）古典的抗凝固薬

❶ ヘパリン

　経静脈的に使用する抗凝固薬の基本は未分画ヘパリンである．ヘパリンは分子量の異なる分子が混在していて，吸収，代謝速度のばらつきが大きい．自らに抗凝固作用はなく，体内のアンチトロンビンⅢに結合して抗トロンビン作用を増強させる[1]．個人ごとに投与量と効果のばらつきが大きいので，活性化部分トロンボプラスチン (activated partial thromboplastin time：a-PTT) によるモニタリングが必要とされる．a-PTTの計測に時間がかかる場合には活性化凝固時間 (activated clotting time：ACT) でも代用できる．欧米人は，これらが薬剤使用前の2～3倍に延長するようにヘパリンが投与される．日本人では多くの場合，薬剤使用前の1.5倍

程度に延長すれば十分である.

強い抗凝固療法を目標とする欧米では未分画ヘパリン投与時には高頻度でのモニタリングが必要であったが低分子ヘパリン,フォンダパリヌクスなどの吸収,代謝が標準化された製剤が欧米では広く普及した.日本人の血栓イベントは一般に少ないので,ヘパリンは5,000〜10,000単位静注,その後10,000単位/日程度で多くの場合は十分である.稀に標準的ではない症例があるので,a-PTT,ACTによる投与量の調節は必要であるが,多くの場合は標準的投与方法にて問題がない.

ヘパリンの使用にもかかわらず血栓イベントが起こった場合,ヘパリンの効果不足よりも,免疫原性のヘパリン起因性血小板減少・血栓症(heparin-induced thrombocytopenia/thrombosis:HITT)を考える[6].HITTは,血栓症予防のために用いたヘパリンにより血栓が惹起される疾患である.ヘパリンを即座に中止し,アルガトロバンへの転換が必須である.

❷ アルガトロバン

日本が世界に誇る選択的トロンビン阻害薬である[7].トロンビンの酵素作用を選択的,可逆的に阻害する.静脈投与して血中濃度を一定に保つ必要がある.ヘパリンの使用により血栓が起こるHITTに対して世界的な標準治療である.

❸ ワルファリン

ワルファリンは世界中で標準治療に用いられる経口抗凝固薬であり[6],ビタミンKの還元阻害と共役した血液凝固第II,VII,IX,X因子の機能的完成を阻害する[1].歴史が長く,広い適応を有する.機械弁置換後の血栓予防,僧帽弁狭窄症における血栓予防,血栓素因の症例における血栓予防などでは実質的に唯一の選択肢である[6].日本人では多くの場合,2 mg/日で処方を開始して数日後にPT-INR(prothrombin time-international normalized ratio:プロトロンビン時間国際標準比)を計測して病態に応じた目標値に到達していれば問題はない.

PT-INRのもととなるPTとは,クエン酸により抗凝固処理した血漿にカルシウムイオンと組織因子を添加して血液が凝固するまでの時間である.標準血漿を用いて計測したPTに対する比を算出する.組織因子製剤の含有する組織因子量にはばらつきがあるので国際感度指数(international sensitivity index:ISI)をべき乗して補正する.検査値としてばらつきが大きく[6],同一サンプルを用いて複数回計測したとき,一般的に±0.3程度の誤差がある.日本人の場合には1.6程度に延長すれば十分と筆者は考えている.欧米人であってもガイドラインが推奨するPT-INR 2〜3にコントロールすれば,重篤な出血イベントを年間2〜3%に,頭蓋内出血を0.7%程度に抑えることができる[8].血栓イベントリスクが年率6%もある患者集団はきわめて少ないので,ワルファリンが血栓イベントリスクを半減する効果があったとしてもPT-INR 2〜3のコントロールが必要な症例は機械弁・僧帽弁狭窄症など少数である.

ワルファリン服用中の症例は各種の食物,薬物による相互作用に注意が必要である.歴史が長いので,各種薬物との相互作用がたくさん報告されている.食物としては,例えば納豆を避ければよい.薬剤の併用が必要となったら数日に一度PT-INRを計測して問題がないことを確認すればよい.

【処方例】

> ・ワルファリン
> 　1回2 mg　1日1回(PT-INRにより調整)

2)直接作用型経口抗凝固薬

ワルファリンはPT-INRによる個別最適化治療が可能な薬剤である.逆のみかたをすれば患者集団に対する一律介入には向かない.そこから,過去の臨床試験の結果に基づいて,標準的に患者集団に対する治療を行うための薬剤が開発された.日本はアルガトロバンを開発しており,抗凝固薬の開発には先行していた.アルガトロバンの開発ができたので,選択的トロンビン阻害薬,その上流の第Xa因子阻害薬は企業がリソースをつぎ込めば開発可能な状態であった.しかし,世界各国の複数の巨大企業が多くの経口抗凝固薬の開発に取り組み,経口投与可能な抗トロンビン薬1剤,第Xa因子阻害薬3剤が第三相試験を終え,臨床使用されることとなった.トロンビン,第Xa因子の酵素作用の選択的,可逆的阻

シリーズ
よく使う日常治療薬の正しい使い方

害薬であるため，体内局所の血栓性が亢進してトロンビン濃度，第Xa因子濃度が増加した病態では効果が不十分である．実際，抗トロンビン薬ダビガトランを高用量使用しても機械弁使用例の血栓イベントを効率的に予防できないことが科学的に証明された[9]．

第Xa因子阻害薬では当初，用量依存的に出血が増加しないのではないかと期待されたが，大規模臨床試験にて重篤な出血イベントは用量依存的に増加することが示された[10]．各種の第Xa因子阻害薬は，血栓リスクが一般に低い非弁膜症性心房細動の脳卒中予防に適応を取得した．しかし，開発試験ではPT-INR 2～3を標的としたワルファリンとの比較においてより効果的な結果を示したのはアピキサバンのみであった[11]．アピキサバンも2 mgの錠剤を用いた，PT-INR 2～3を標的としたワルファリン療法より効果的であったのみで，実臨床のワルファリンとの比較結果がどうなるかはわからない．

3．抗血小板薬はどう使う？

抗凝固薬よりも破局的な出血性合併症が少ないので，研修医でも抗血小板薬は安心に見えるのではないだろうか？アスピリン，クロピドグレルなどは有効性，安全性が歴史的に確立されており，特許も切れて安価でもある[6, 12]．

1）古典的抗血小板薬
❶ アスピリン

解熱鎮痛薬として長く使用されていたアスピリンはまさに「スーパードラッグ」である．心筋梗塞急性期にアスピリンを服用すると死亡率が減少することが歴史的に示されている[2]．解熱鎮痛薬として1 g使用しても，重篤な出血が増えるわけではない．第Xa因子阻害薬が用量依存的に重篤な出血が増えるのに比較して，80～200 mgの少量にて抗血小板効果，心筋梗塞再発予防効果，心血管死亡減少効果があり，増量しても重篤な出血合併症が増えない．安全性マージンが広く，有効性も確実である．さらに価格が安いといった特徴がある．心筋梗塞を対象とした大規模ランダム化比較試験にて死亡率低減効果が示されて以来，心筋梗塞急性期の標準治療となった（図）．

喘息症例では悪化の可能性があるので注意が必要である．上部消化管の潰瘍，びらんなどの合併症は

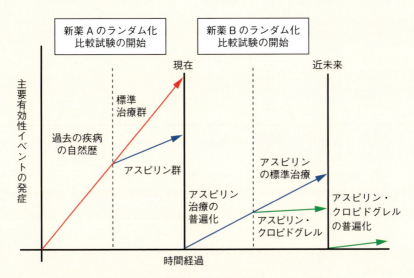

図 ランダム化比較試験に基づく平均的症例の標準治療のシステム的改善

抗血小板薬の歴史はランダム化比較試験による標準治療転換の歴史である．心筋梗塞急性期の症例にアスピリンを投与すると急性期の心血管イベント発症率が25％程度減少した．クロピドグレル開発後，アスピリンにクロピドグレルを添加すると死亡・心筋梗塞・脳卒中の発症率が25％減少することが示され，アスピリンとクロピドグレルが標準治療となった．クロピドグレルから，プラスグレル，チカグレロルへの標準治療の転換は起こらなかった．抗凝固薬の領域でも標準治療の転換は起こっていない．アスピリンとクロピドグレルは歴史的薬剤である．

アスピリンの服用により増える．また出血イベントとのバランスから，二次予防の症例に勧めやすい[13]．

【処方例】

・アスピリン
　　1回100 mg　1日1回

❷ クロピドグレル

　アスピリン以外の抗血小板薬としてチクロピジンがあった．チクロピジンは本邦で広く使用されたが肝障害，汎血球減少，血栓性血小板減少性紫斑病などの致死的合併症のリスクがあった．チクロピジンの安全性を改善したクロピドグレルは世界中でヒットした．米国では冠動脈疾患，脳血管疾患，末梢血管疾患の広い適応を取得した[14]．冠動脈インターベンション後や，ステント後の血栓性イベント予防にはアスピリンとの併用により血栓イベントが低減すると報告された[15]．その後，急性冠症候群，ステントにおいては標準治療となった（図）．

　臨床的経験に基づいて使用されていたが，2001年に標的分子であるP2Y12 ADP受容体がクローニングされ[16]，これにより薬効標的が明確になった．現在は特許切れしており，価格競争にさらされ安価になった．

【処方例】

・クロピドグレル
　　1回75 mg　1日1回

❸ そのほかの抗血小板薬

　日本では，セロトニン受容体サルポグレラート，プロスタグランジンアナログ，脂質製剤までが抗血小板薬とされている．これらの薬剤に多少，抗血小板効果があるとしても，世界で標準的に用いられる抗血小板薬はアスピリンとクロピドグレルである．

　ユニークな抗血小板薬としてシロスタゾールがある．シロスタゾールはphospho-di-esterase（PDE）阻害薬として各種細胞に作用する[17]．血小板には抗血小板薬として作用するが，ランダム化比較試験では重篤な出血が増えていない．心筋梗塞予防よりも脳梗塞予防に広く使用される．

❹ 日本で認可されなかった GP Ⅱb/Ⅲa受容体阻害薬

　血栓形成に至る血小板の機能には未知の部分がある．臨床検査としての血小板凝集能は血小板機能の一部である．この血小板凝集は血小板上の膜糖蛋白GP Ⅱb/Ⅲaとフィブリノーゲン，von Willebrand因子の結合により仲介される．両者の結合を阻害し，血小板凝集を阻害するGP Ⅱb/Ⅲa受容体阻害薬が欧米諸国では承認されて使用されている[1]．血小板凝集を阻害するので血栓イベントも阻害すると予想されたが，自然発症の心筋梗塞予防効果はアスピリンと有意差がなかったほか，肺胞出血などの重篤な出血イベントが起こった．日本では承認されなかった．

2）新規抗血小板薬

❶ プラスグレル

　日本発の期待の製品であった．クロピドグレルの構造類似物から，代謝経路の簡便な製剤をスクリーニングして得た．クロピドグレルより効果のばらつきは少なかったが，急性冠症候群の開発試験では本薬の可能性を出しきれなかった．国際共同試験TRITON TIMI 38においてはプラスグレル群で血栓イベントは減ったが致死性出血が増えた[18]．クロピドグレルが優れた薬剤であったため特許切れ後の価格競争に打ち勝てるインパクトはなかった．日本では用量を減らして出血とバランスをとる使い方を見出した[19]．

【処方例】

・プラスグレル
　　1回3.75 mg　1日1回

❷ チカグレロル

　P2Y12 ADP受容体が発見された後に，その選択的阻害薬として開発された．急性冠症候群の試験のデザインを工夫した[20]．また，日本での試験は成功とはいえなかった[21]．脳血管疾患，末梢血管疾患への適応拡大をめざした試験は必ずしも成功せず，アスピリン，クロピドグレルが優れた薬剤であることを改めて示した．

シリーズ
よく使う日常治療薬の正しい使い方

【処方例】

・チカグレロル
　1回90 mg　1日2回

4．研修医が注意すべきこと

　日本では欧米と比較して血栓イベントが少ない．死亡の半数は悪性腫瘍であり，長寿ゆえの高齢者の心不全死亡も多い．血栓性疾患が多い欧米とは基本が異なる．急性冠症候群，機械弁・僧帽弁狭窄症，冠動脈ステント留置後など抗血栓薬が必須の病態は多くない．血栓イベントが避けられないのはしかたないが，薬剤による重篤な出血イベントは避けるべきである．「使わない」ことよりも「使い過ぎ」に注意が必須である．

文献

1) 「血栓症―やさしく，くわしく，わかりやすく」（後藤信哉，他/著），南江堂，2006
2) ISIS-2（Second International Study of Infarct Survival）Collaborative Group：Randomised trial of intravenous streptokinase, oral aspirin, both, or neither among 17,187 cases of suspected acute myocardial infarction：ISIS-2. ISIS-2（Second International Study of Infarct Survival）Collaborative Group. Lancet, 2：349-360, 1988
3) Antithrombotic Trialists' Collaboration：Collaborative meta-analysis of randomised trials of antiplatelet therapy for prevention of death, myocardial infarction, and stroke in high risk patients. BMJ, 324：71-86, 2002
4) Antithrombotic Trialists' (ATT) Collaboration, et al：Aspirin in the primary and secondary prevention of vascular disease：collaborative meta-analysis of individual participant data from randomised trials. Lancet, 373：1849-1860, 2009
5) Hurlen M, et al：Warfarin, aspirin, or both after myocardial infarction. N Engl J Med, 347：969-974, 2002
6) 「ここが知りたい 理屈がわかる 抗凝固・抗血小板療法」（後藤信哉/著），中外医学社，2016
7) 「世界を動かす日本の薬」（岡本彰祐/編著），築地書館，2001
8) Connolly SJ, et al：Dabigatran versus warfarin in patients with atrial fibrillation. N Engl J Med, 361：1139-1151, 2009
9) Eikelboom JW, et al：Dabigatran versus warfarin in patients with mechanical heart valves. N Engl J Med, 369：1206-1214, 2013
10) Giugliano RP, et al：Edoxaban versus warfarin in patients with atrial fibrillation. N Engl J Med, 369：2093-2104, 2013
11) Granger CB, et al：Apixaban versus warfarin in patients with atrial fibrillation. N Engl J Med, 365：981-992, 2011
12) 「臨床現場におけるアスピリン使用の実際」（後藤信哉/編），南江堂，2006
13) Patrono C, et al：Low-dose aspirin for the prevention of atherothrombosis. N Engl J Med, 353：2373-2383, 2005
14) CAPRIE Steering Committee：A randomised, blinded, trial of clopidogrel versus aspirin in patients at risk of ischaemic events (CAPRIE). CAPRIE Steering Committee. Lancet, 348：1329-1339, 1996
15) Yusuf S, et al：Effects of clopidogrel in addition to aspirin in patients with acute coronary syndromes without ST-segment elevation. N Engl J Med, 345：494-502, 2001
16) Hollopeter G, et al：Identification of the platelet ADP receptor targeted by antithrombotic drugs. Nature, 409：202-207, 2001
17) Shinohara Y, et al：Cilostazol for prevention of secondary stroke (CSPS 2)：an aspirin-controlled, double-blind, randomised non-inferiority trial. Lancet Neurol, 9：959-968, 2010
18) Wiviott SD, et al：Prasugrel versus clopidogrel in patients with acute coronary syndromes. N Engl J Med, 357：2001-2015, 2007
19) Saito S, et al：Efficacy and safety of adjusted-dose prasugrel compared with clopidogrel in Japanese patients with acute coronary syndrome：the PRASFIT-ACS study. Circ J, 78：1684-1692, 2014
20) Wallentin L, et al：Ticagrelor versus clopidogrel in patients with acute coronary syndromes. N Engl J Med, 361：1045-1057, 2009
21) Goto S, et al：Ticagrelor vs. clopidogrel in Japanese, Korean and Taiwanese patients with acute coronary syndrome -- randomized, double-blind, phase III PHILO study. Circ J, 79：2452-2460, 2015

【著者プロフィール】
後藤信哉（Shinya Goto）
東海大学医学部内科学系 循環器内科

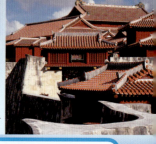

呼吸器疾患へのアプローチ
臨床力 × 画像診断力が身につく！

執筆：藤田次郎　監修：宮城征四郎

首里城（「楽園」三好和義氏撮影）
屋根瓦を意識して

間質性肺炎の分類を理解しよう！特発性？ または二次性？

はじめに

　本連載では，沖縄県臨床呼吸器同好会の症例検討会から研修医の皆さんに共有したい症例をとりあげ，呼吸器疾患へのアプローチ法と診断の際のポイントを解説していきます．症例検討時の考察に加えて，画像診断のポイントと文献学的考察も解説します．今回の症例は，肺病変の原因となる基礎疾患を診断することが重要でした．

症例検討

【症例】71歳，男性　身長 159 cm，体重 65 kg，BMI 25.8
【主訴】2カ月間続く咳，痰，および呼吸困難
【家族歴】母が関節リウマチ
【既往歴】前立腺肥大，顔面基底細胞癌切除術後（5年前）．
【内服薬】ナフトピジル 75 mg（1回1錠，1日1回），エビプロスタット®配合錠DB（1日1錠，1日3回：半年前から）
【生活歴】ADL良好．タクシー運転手，奥様と二人暮らし
　ex-smoker：1日1箱×44年，7年前に禁煙．飲酒歴：泡盛1合/日
【現病歴】
・2カ月前から特に誘引なく湿性咳嗽および白色痰が徐々に出現した．増悪傾向にあったが，それほど気にならなかったため様子をみていた
・来院5日前より平坦な道を長く歩くと息切れがした
・来院3日前より食思不振，倦怠感が出現したため近医受診したところ，肺炎と診断され当院救急センターを紹介受診した
・なお1カ月半前の定期健康診断（胸部単純X線写真も含む）にて特に異常を指摘されなかった
【初診時現症】
　バイタルサイン：体温 37.5 ℃，心拍数 115 回/分 整，血圧 100/60 mmHg，
　　　　　　　　呼吸数 46 回/分，SpO2 85 %（室内気）
　頭部：眼瞼結膜貧血（－），眼球結膜黄疸（－），副鼻腔叩打痛（－）
　頸部：リンパ節腫張（－），気管の短縮（＋）
　胸部：両側肺底部（背側）に late inspiratory fine crackles（＋），心雑音（－）

呼吸器疾患へのアプローチ

腹部：明らかな異常所見なし
四肢：ばち指（−），チアノーゼ（−），浮腫（−）
【血液ガス分析】
pH 7.464，PaCO₂ 29.1 Torr，PaO₂ 71.4 Torr，HCO₃⁻ 20.6 mEq/L（O₂マスク5 L/分）

 藤田次郎から
定期健診で異常を指摘されていないので，亜急性の病態である．膠原病の合併，薬剤の関与を考慮する必要がある．

【肺機能検査】
VC 1.3 L，％VC 42 ％，％FVC 36 ％，％TLC 56 ％，FEV₁.₀% 89 ％，V50/V25 2.2（＜ 4）であり，末梢気道障害のない拘束性肺疾患を示している．

入院時胸部単純X線写真（図1），および胸部CT（図2），および検査成績（表1）を示す．

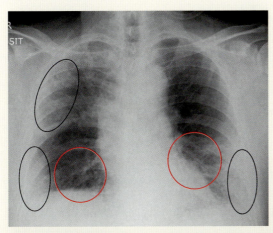

図1　入院時胸部単純X線写真
右上肺，および両側下肺野にすりガラス影（○），線状・網状影（○）を認める．両側の肋骨横隔膜角が鈍化し，CTR（心胸郭比）は50％であった．

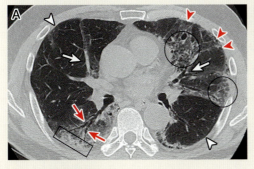
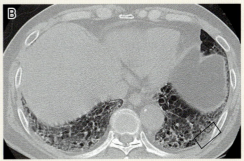

図2　入院時胸部CT
気管支血管束の不整な肥厚（⇨），小葉間隔壁の肥厚（▷），すりガラス影（○），牽引性気管支拡張（→），胸膜直下のconsolidation（□）などを認める．傍隔壁性肺気腫（▶）も合併している．

【本稿出典】第303回　沖縄県臨床呼吸器同好会　症例検討会より　症例呈示：沖縄県立中部病院　森岡慎也，喜舎場朝雄

表1　入院時検査所見

血算		生化学	
WBC	8,800 / μL	BUN	18 mg/dL
Neu	77 %	Cre	0.67 mg/dL
Lym	11 %	AST	43 IU/L
Mon	9 %	ALT	37 IU/L
Eo	3 %	LDH	465 IU/L
Hb	15.4 g/dL	ALP	230 IU/L
Hct	43.4 %	CPK	65 IU/L
MCV	91 fl	TP	6.6 g/dL
Plt	24.9×10^4 / μL	ALB	2.9 g/dL
炎症マーカー		Na	135 mEq/L
CRP	18 mg/dL	K	4 mEq/L
ESR（1h）	63 mm	Cl	105 mEq/L
		Ca	9.3 mEq/L

● 主治医が示したプロブレムリスト

＃２カ月続く呼吸困難，湿性咳嗽

＃微熱

＃頻呼吸，低酸素血症

＃両側 late inspiratory fine crackles

＃胸部単純Ｘ線写真：線状・網状影（右上肺，両側肺底部）

＃CRP 18 mg/dL，LDH 465 IU/L

Point　宮城征四郎先生の臨床的ポイント

湿性咳嗽，および気管の短縮は慢性気管支炎によるものを考える．fine crackles があるのは間質性肺炎があることを示唆する．湿性咳嗽と fine crackles は別の病態であると考えるべきである．

● 主治医が示した画像所見からの鑑別診断

・胸部CTでは，気管支・血管束に親和性のある病変であることから，膠原病に伴う間質性肺炎（connective tissue disease–interstitial lung disease：CTD–ILD）が疑われた．

・胸部CTには honeycombing（蜂巣肺）はなく，usual interstitial pneumonia（UIP）パターンを呈しやすいMPO–ANCA関連間質性肺炎や関節リウマチに合併するUIPは否定的（UIPパターンは，画像所見で honeycombing を呈することが最も重要である）．

・上記２点に加え，臨床経過から亜急性，進行性の間質性肺炎であり，筋症状がないことから，多発筋炎/皮膚筋炎（polymyositis/dermatomyositis：PM/DM），特に clinically amyopathic DM（CADM），または抗 amynoacyl–transfer RNA synthetases（ARS）抗体症候群が疑われた．

藤田次郎から
画像所見からはNSIPパターン（血管気管支束の肥厚，小葉間隔壁の肥厚，およびhoney-combingを有さないこと）を示しており，膠原病，血管炎などに合併する二次性間質性肺炎を示唆する所見である．

確定診断を得るため気管支鏡検査を施行した．

【気管支鏡の所見，および病理診断】
- 肉眼的に特に異常なし．左B⁴より30 mL/200 mL回収．
- 気管支肺胞洗浄液内の細胞分画：Neut 86 %，Lym 6 %，Eos 5 %，CD4/8 0.96．
- 経気管支肺生検（transbronchial lung biopsy：TBLB 左B⁹，B¹⁰）において，fibrous interstitial pneumonia（気管支周囲の肺胞領域で，隔壁の線維性肥厚が目立ち，リンパ球・形質細胞浸潤が中等度あり，少数の好中球浸潤あり）の所見が得られた．

これらの所見からNSIPが示唆され二次性間質性肺炎を考慮して追加検査を実施した．

【追加検査】
ANA（－），抗ARS抗体（抗Jo-1抗体含む）PL-7（＋），β-Dグルカン 7 pg/mL（正常値 ＜20），アスペルギルス抗原（－），RF 48 IU/mL，フェリチン 2,500 ng/mL，KL-6 4,100 U/mL（正常値 105 ～ 435），SP-D 280 ng/mL（正常値 ＜110）．

【最終診断】
抗ARS抗体（抗Jo-1抗体含む）PL-7陽性であり，抗ARS抗体症候群と診断

【臨床経過】
第6病日からステロイドパルス療法開始（メチルプレドニゾロン1,000 mg/日×3日間），その後プレドニゾロン30mg/日 内服開始．プレドニゾロンは徐々に減量した．第9病日からエンドキサン®（cyclophosphamide）パルス療法開始（500 mg/m²），タクロリムス3 mg/日（トラフ血中濃度が5～10 ng/mLとなるよう調整），プレドニゾロン 30 mg/日などで治療した．エンドキサン®パルス2回目投与後あたりから徐々に呼吸状態は改善し，またLDH，フェリチンも改善した．

藤田次郎から
KL-6が著明高値であり，予後不良が示唆されることから，ステロイドに加えて免疫抑制剤を併用したことは適切である．

抗ARS抗体症候群の臨床的特徴 [1]

- 90％で間質性肺炎を合併．PM/DMの40〜50％で間質性肺疾患を発症．
- 慢性的に緩徐に進行する例が大半であるが，一部で急速に進行し，ARDSを呈して死亡する例もある．
- ステロイド反応性がよいが再発しやすい．CADMでは治療抵抗性の急速進行性間質性肺炎を併発する頻度が高い．
- 呼吸器症状のほかに筋炎（78〜91％），多関節炎（64〜83％），Raynaud現象（62％），発熱（20％），機械工の手（17〜71％）などを高頻度に認め，均質な疾患群を構成すると考えられている．
- 抗ARS抗体は抗Jo-1抗体を含め，現在8種類見つかっている．

解説！レジデントへのアドバイス

（藤田次郎）

間質性肺炎の4つの分類

さて本症例は自己免疫疾患に合併した間質性肺炎でした．

間質性肺炎の診断には，膠原病，感染症，または薬剤といった原因のいかんを問わず特発性間質性肺炎の分類を参考にできます．臨床上，鑑別を要する重要な臨床病名は，特発性肺線維症（IPF），非特異性間質性肺炎（NSIP），特発性器質化肺炎（COP），急性間質性肺炎（AIP）の4つに絞られます（表2）．

これらの間質性肺炎の診断は，進行が週単位か年単位かという時間の要素と上皮細胞傷害の程度を勘案することにより分類できます（図3）．本症例は，経過から亜急性の疾患であることが示唆され，臨床的にはNSIPパターンと考えられます．

また間質性肺炎は肺胞上皮細胞傷害から生ずるという認識のもと，上皮細胞傷害の程度からも分類が可能です（図3）．上皮細胞傷害のマーカーとなるのが，わが国で開発されたKL-6，SP-A，およびSP-Dなどで，上皮細胞傷害の程度はIPF，COP，NSIP，AIPの順に重くなり

表2　特発性間質性肺炎の臨床病名と病理組織所見の鑑別

臨床病名	病理組織所見
特発性肺線維症 （IPF：idiopathic pulmonary fibrosis）	UIP：usual interstitial pneumonia
非特異性間質性肺炎 （NSIP：non-specific interstitial pneumonia）	NSIP：non-specific interstitial pneumonia
特発性器質化肺炎 （COP：cryptogenic organizing pneumonia）	OP：organizing pneumonia
急性間質性肺炎 （AIP：acute interstitial pneumonia）	DAD：diffuse alveolar damage

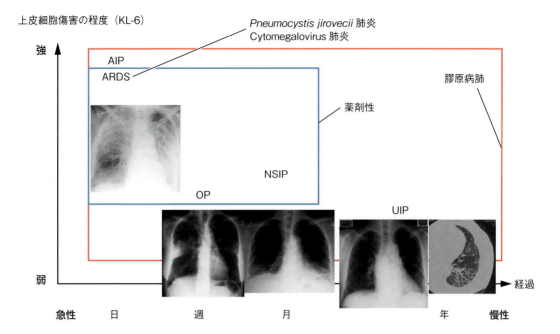

図3　間質性肺炎のパターン：経過時間と上皮細胞傷害の程度

原因が何であれ，上皮細胞傷害の程度（KL-6値で判定）と臨床経過により間質性肺炎の病理パターンを分類することが可能である．感染症は急性の経過をとるし，薬剤が原因であれば亜急性から慢性の経過を呈する．本症例では，KL-6の上昇は軽度であり，また臨床経過から鑑みてOPパターン，またはNSIPパターンを示していると考えられる．胸部CTにてhoneycombingを認めた際には，UIPパターンを考慮する．
Pneumocystis jiroveciiやcytomegalovirusなど原因が明らかなものは，acute respiratory distress syndrome（ARDS）という病名になる．急性肺傷害の原因が不明なものはacute interstitial pneumonia（AIP）である．

ます．ただしIPFはきわめて慢性の経過をとることが重要です．本症例においては，KL-6が著明高値を示しており，上皮細胞傷害の程度は強いと判断できます．

　このように時間と上皮細胞傷害の程度の両者から，本症例は，上皮細胞傷害の強いNSIPであることが示唆されます（図3）．

　画像所見として，NSIPでは血管気管支周囲の変化は強いものの，蜂窩肺形成は認められません．一方COPは，胸部X線，および胸部CTでは一見すると細菌性肺炎と同様の所見を示しますが，高熱や膿性痰などの症状は認められず，健康診断で発見されることもあります．COPのCT所見では周囲が濃く，中央が薄いリング状の陰影（reversed halo sign[2]）が認められることがあります．本症例は，肺底部主体の変化であること，血管・気管支周囲のすりガラス陰影なども認めていることから，膠原病に合併するNSIPに矛盾しない画像所見でした．

Velcroラ音は間質性肺炎の特徴の1つ

　ここで，間質性肺炎に特徴的であるといわれるVelcroラ音についての話題をとり上げます．Velcroラ音という言葉が広く使われるようになった契機は，Mayo clinicのDe Remmeeが1969年本症の特有なラ音について"The Velcro Rale"という名称を提唱したからです[3]．Velcroラ音という音は，その名前の由来が面ファスナー（日本では"マジックテープ"の商標が知られています）を開発した会社から由来していることもあり，面ファスナーをゆっくりとそっと剥がしたときの音が本来のVelcroラ音です．

> Take Home Message
> ・間質性肺炎は臨床経過と上皮細胞傷害の程度により分類可能である
> ・いずれもわが国で開発された胸部高分解能（high-resolution）CTと間質性肺炎のマーカーであるKL-6を活用する
> ・急性でかつ上皮細胞傷害の程度が強い際は予後不良である

文　献

1) Katzap E, et al：Antisynthetase syndrome. Curr Rheumatol Rep, 13：175-181, 2011
2) Kim SJ, et al：Reversed halo sign on high-resolution CT of cryptogenic organizing pneumonia: diagnostic implications. AJR Am J Roentgenol, 180：1251-1254, 2003
3) DeRemee RA：The Velcro rale. Minnesota Med, 52：1827, 1969

Profile

宮城征四郎
群星沖縄臨床研修センター 名誉センター長
1964年新潟大学医学部卒業．1969年京都大学大学院医学研究科博士課程単位取得後中退，その後，同大医学博士号取得．1970年から1年間，WHO Fellowとしてコペンハーゲン大学，Rigs Hospitalに留学，人工呼吸管理学を学ぶ．1972年から沖縄県立中部病院に勤務．1973年，米国Colorado General HospitalのT.L Petty教授のもとで短期間，呼吸管理学を学ぶ．1996年沖縄県立中部病院院長に就任．2003年4月から群星沖縄臨床研修センター長，2017年から現職．

藤田次郎
琉球大学大学院 感染症・呼吸器・消化器内科学（第一内科）
1981年3月，岡山大学医学部卒業．虎の門病院内科レジデント，国立がんセンター病院内科レジデント，および2年間の米国ネブラスカ医科大学呼吸器内科留学を経て，1987年より，香川大学医学部に勤務し，2005年5月から琉球大学大学院　感染症・呼吸器・消化器内科学（第一内科）教授．2015年4月から琉球大学医学部附属病院長（2期目）．

Book Information

レジデントノート増刊 Vol.20 No.5
循環器診療のギモン、百戦錬磨のエキスパートが答えます！
救急、病棟でのエビデンスに基づいた診断・治療・管理

新刊

編集／永井利幸

☐ 定価（本体 4,700円＋税）　☐ B5判　☐ 245頁　☐ ISBN978-4-7581-1609-1

- 救急・病棟での急性期の初期診断・治療から慢性期の管理まで最新エビデンスに基づいた重要ポイントを解説！
- 現場でよく出合う疑問を厳選，「疑問」をアンカーにして効率よく学べる！

読めば循環器診療に自信が持てる！

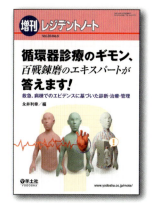

やさしくわかるECMOの基本
患者に優しい心臓ECMO、呼吸ECMO、E-CPRの考え方教えます！

監修／氏家良人　著／小倉崇以, 青景聡之

☐ 定価（本体 4,200円＋税）　☐ A5判　☐ 200頁　☐ ISBN978-4-7581-1823-1

- 難しいと思われがちなECMOについて，基礎知識からやさしく解説！
- 軽妙洒脱な対話形式で，「患者に優しい管理」を楽しく学べます．
- 基本から学びたい医師やメディカルスタッフにおすすめです！

はじめてECMOを学びたい人のための入門書！

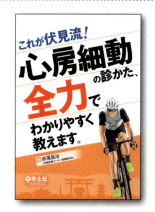

これが伏見流！
心房細動の診かた、全力でわかりやすく教えます。

編集／赤尾昌治

☐ 定価（本体 3,600円＋税）　☐ A5判　☐ 255頁　☐ ISBN978-4-7581-0757-0

- 心房細動の「どの薬を使うべき？」「既往症・合併症への対処法は？」「周術期管理は？」などよくある悩みにお答えします！
- リアルワールドでの心房細動診療を「全力」で「具体的に」解説！

すべての一般臨床医・プライマリケア医におすすめ！

発行　羊土社 YODOSHA　〒101-0052　東京都千代田区神田小川町2-5-1　TEL 03(5282)1211　FAX 03(5282)1212
E-mail：eigyo@yodosha.co.jp
URL：www.yodosha.co.jp/

ご注文は最寄りの書店，または小社営業部まで

Book Information

こんなにも面白い医学の世界
からだのトリビア教えます

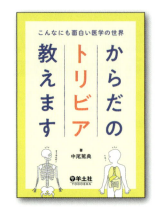

著/中尾篤典
- □ 定価（本体 1,000円+税）　□ A5判　□ 88頁　□ ISBN978-4-7581-1824-8

- お酒を飲んだあと〆のラーメンが食べたくなるワケ，ゴッホの絵が黄色っぽい理由とは？バンジージャンプは失明を引き起こす？など，思わず誰かに教えたくなる医学の雑学「トリビア」を1冊にまとめました．

へぇーそうだったんだ！誰かに教えたくなること必至！

画像診断に絶対強くなる
ツボをおさえる！
診断力に差がつくとっておきの知識を集めました

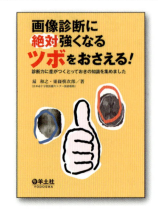

著/扇　和之，東條慎次郎
- □ 定価（本体 3,600円+税）　□ A5判　□ 159頁　□ ISBN978-4-7581-1187-4

- 「ワンポイントレッスン」の扇先生が教える，画像診断の「ツボ」！
- 解剖，鑑別，画像の見方など画像診断がスムース・的確になる知識の要点だけをギュッと集めました

明日から役立つ！知っておきたい画像診断の基礎知識．

MRIに強くなるための
原理の基本
やさしく，深く教えます
物理オンチでも大丈夫．撮像・読影の基本から最新技術まで

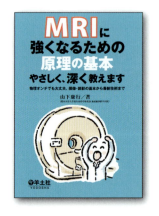

著/山下康行
- □ 定価（本体 3,500円+税）　□ A5判　□ 166頁　□ ISBN978-4-7581-1186-7

- 難しい理屈は最小限にし，豊富なイラストでやさしく解説
- MRIのしくみ，読影の基本，撮像法の使い分けなどモヤモヤしていたことが腑に落ちる！

MRIの原理を知って撮像・読影に強くなるための入門書

発行　羊土社 YODOSHA
〒101-0052　東京都千代田区神田小川町2-5-1　TEL 03(5282)1211　FAX 03(5282)1212
E-mail：eigyo@yodosha.co.jp
URL：www.yodosha.co.jp/

ご注文は最寄りの書店，または小社営業部まで

こんなにも面白い医学の世界
からだのトリビア教えます

中尾篤典
（岡山大学医学部 救命救急・災害医学）

第48回 O型の人は蚊に刺されやすいのか？

　以前，血液に関する原稿を出したときに，羊土社の編集部の方から「先生，ところでO型の人は蚊に刺されやすいって聞いたことがあるんですけど，本当なんでしょうか？」と質問してくれました．今回はそれを調べてみました．

　メスのハマダラカを20匹入れた箱に，いろんな血液型の被験者の腕を入れて10分間に何カ所刺されたかを検討した研究があります．ご丁寧にも蚊の体内から吸った血液をとり出し，その血液型も確認しており，O型の人は5.045カ所刺されるのに対し，非O型の人は3.503カ所しか刺されませんでした．ハマダラカは，O型を好んで刺す傾向があるようです[1]．

　一方で，蚊が媒介するマラリアという病気がありますが，これについて面白い報告があります．インドのデリーでマラリア患者736人を調べると，その土地の血液型分布とは異なりA型の患者が多い傾向にある反面，O型の患者は少なかったようです[2]．蚊はO型の人を刺したがるのに，マラリア患者にO型が少ないのはなぜなのでしょう．

　ジンバブエで489人のマラリア患者を調べますと，昏睡など重症例はO型には少なく，O型でない患者は重症化する傾向が強いことがわかりました[3]．同様の報告は2012年にも出され[4]，O型はどうやらマラリアに抵抗性がありそうです．ABO血液型の分布は，地域，民族により一様ではないのですが，マラリアがはびこる赤道アフリカ，アマゾン川流域，東南アジアなどはO型の血液型の人が多く，マラリアによって非O型の血液型は淘汰されたのではないか，という説も提唱されています．もちろん閉鎖的な社会のなかで，同じ血液型が増えるのかもしれませんが，全員O型という地域もマラリア流行地帯にはあります．

　ただし，これらはすべて疫学的な研究であり，一概にO型は蚊に刺されやすくマラリアに抵抗性がある，と結論づけることはできなさそうです．マラリアへの抵抗性に関しては，ヘムを分解する酵素やサラセミア（貧血をきたす遺伝性疾患）との関連を示唆する報告もあります[5]が，まだ未解明で今後の研究が待たれます．

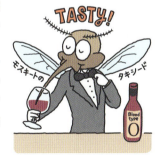

文献
1) Wood CS, et al：Selective feeding of Anopheles gambiae according to ABO blood group status. Nature, 239：165, 1972
2) Gupta M & Chowdhuri AN：Relationship between ABO blood groups and malaria. Bull World Health Organ, 58：913-915, 1980
3) Fischer PR & Boone P：Short report：severe malaria associated with blood group. Am J Trop Med Hyg, 58：122-123, 1998
4) Rout R, et al：Blood group phenotypes A and B are risk factors for cerebral malaria in Odisha, India. Trans R Soc Trop Med Hyg, 106：538-543, 2012
5) Kuesap J & Na-Bangchang K：The Effect of ABO Blood Groups, Hemoglobinopathy, and Heme Oxygenase-1 Polymorphisms on Malaria Susceptibility and Severity. Korean J Parasitol, 56：167-173, 2018

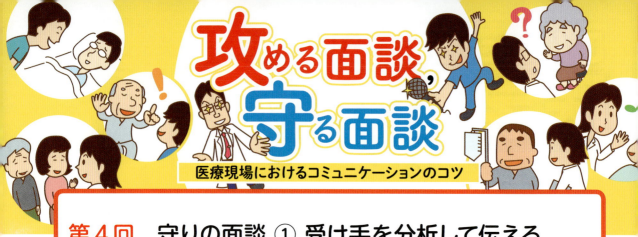

第4回　守りの面談 ① 受け手を分析して伝える

岡村知直

患者さんと自分を守る面談とは

　前回（2018年8月号）まで面談における「攻め」パートについてお話してきました．今回は「守り」についてお話ししたいと思います．

　守りの面談を一言で言うと「最悪を避ける」マネジメントと言えます．

　その面談において達成したいこと，そして達成するための取り組み，効果を最大限にする試みを「攻め」とするなら，「守り」はその面談において最も避けたい事態を想定し，手を打つことです．

　医療者は原則的に性善説に準じたコミュニケーションをとりますが，コミュニケーションは相手があってこそ成立します（図）．相手はいつも同じコンディションにあるわけではありません．病院に来る患者さんや家族は緊張しており，普段の患者さんではないことを忘れてはいけません．さらに，悪いニュースを伝えたときなどは「頭が真っ白になって，その後先生が言ったことは何も聞こえなかった」と言われたことは何回もあります．また，認知症の患者さんもいれば，今回は触れませんが，悪意をもってくる相手も残念ながらときどき存在します（そのようなトラブル対応は別の回で触れます）．

　「守る」面談は，トラブルを予防することで，われわれ自身を守るだけではなく，患者さんが希望に沿った正しい医療を受けるために必要な視点です．

伝え手
- 誰が伝えるべきか？（自分が伝えるとして）
- 自分自身のパワー
- 自分自身のキャラクター
- 伝えるべき内容は何か
- トーン，メディア，伝える状況のオプション

伝えるべき相手から見て適切な内容とする

目的

伝えるべき相手に即したオプションを選択する

受け手
- 受け手は誰か？
- 受け手の関心は？
- 受け手の知識レベルは？
- 受け手はどう反応しそうか？
- 受け手の感情の状態は？
- 伝え手と受け手の関係は？

図　コミュニケーションの全体像
文献1より引用．

守りの面談で必要な事前準備

事例

80歳女性のDさんは，検診の腹部エコーで膵腫瘍を指摘され内科外来紹介となった．MRIにてIPMN（intraductal papillary mucinous neoplasm：膵管内乳頭粘液性腫瘍）の可能性が高いと判断，本日はその検査結果説明の日．Dさんは1人で来院している．

A先生「Dさん，本日は検査結果の説明です」
Dさん「はい，もうドキドキしてます．先生，癌ですか？？」
A先生「いえ，検査の結果，IPMNという腫瘍で，癌ではありません」
Dさん「よかったです！癌じゃないんですね！」
A先生「はい，癌ではありません．ただ，癌になることがあるので，定期的に検査を受けてくださいね」
Dさん「わかりました，癌ではないなら嬉しくて天にも昇るような気分です」
A先生「（大げさだなあ）はいはい，それでは当科は終診です」

＊ ＊ ＊ ＊ ＊ ＊ ＊ ＊ ＊ ＊ ＊ ＊ ＊

3年後，Dさんは進行した膵癌が他院で見つかり，クレームが息子からきた．また，当時はわからなかったがDさんは軽度の認知症があることがかかりつけ医より情報提供された．

Dさん息子「母は癌ではないからもう安心と言っていた．かかりつけ医にずっとかかってたのに，癌を早期に発見できなかったのはちゃんとお前の病院で説明を受けてなかったからだ．癌になる可能性があるなんて聞いてないと母は言ってる．そもそも，高齢の母1人がそんな説明を受けてわかるわけないだろう，詳しく説明したのか！？訴えてやる」

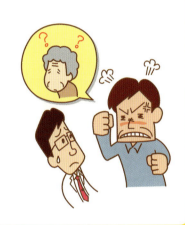

こんなトラブルケースは最近よく聞きます．私自身も「言った，言わない」トラブルに巻き込まれた苦い経験はあります．そのようなトラブルにもし巻き込まれてしまったら，診療録記載しか身を守るものはありません．診療録に「〜〜と説明し，ご理解いただいた」と書いてあれば，とりあえず訴えられたとしても敗訴することはないでしょう．

ただ，以上はあくまでもトラブルが起こったらの話であり，トラブルは避けた方がよいのは当然です．さらに言うと，上記の面談では患者さんに不利益が出ているわけですから，医療としてもベストなマネージメントではなかったと言わざるを得ません．また，トラブルに巻き込まれること自体が医療者を疲弊させてしまいます．

① 最低限の目標達成ラインを設定しよう

さて，面談を事前にどのように準備しておけばよかったでしょうか？ 今回の面談の目標を「患者さんに病状についてよく理解してもらうこと」と設定していたのであれば結果的に達成できていませんでした．前回までに述べたように，目標は常に達成できるわけではありませ

ん．ただし，事前に設定した目標が達成できなかったとしても，ここだけは最低限達成しよう
とするラインは設定しておく必要があります．

　この面談であれば「今後にかかわる重要な医学情報を漏れがないように本人または家族に伝
え，定期検査をドロップアウトさせないこと」と設定しましょう．

　よく医療者の面談を見ていると，トラブルに巻き込まれたくないあまり，守りガチガチの面
談をしている人がいます．もちろん医療者が不要なトラブルに巻き込まれるのは避けたいです
が，そもそも患者さんのために医療をしているわけですから，**患者さんに不利益がないように，**
という前提を忘れてはいけません．そうじゃないと医療をやっていても楽しくありません．

② 受け手を分析しよう

　さて，上記の最低ラインを達成するためにはどうしましょうか？ 相手である受け手をまず分
析しましょう．80歳の女性が1人で重大な医学情報を聞きにきているわけで，いかにもコミュ
ニケーショントラブルが発生しそうな状況です．もしかしたら認知症があるかもしれませんし，
緊張や興奮があるのが当たり前です．さらに言うと，**医師が伝えた医学情報は，たいてい正確**
に伝わっていないことを医療者は知っておくべきです．また，言った言わない論争は多くの場
合，後から現れた家族などが助長することが多いので，事前に同席をお願いするのも1つの
手です．

　以下，事前に予想できる受け手の分析です．

受け手は誰か → 80歳女性1人！
受け手の関心 → 診断結果が気になる，特に癌か否か
受け手の知識レベル → 低い，認知症もあるかも？
受け手はどう反応しそうか → 癌じゃないことに喜ぶだろうが，IPMNという医学情報は理解
　しにくいだろう
受け手の感情の状況は → 緊張から興奮，歓喜に移行するだろう，いずれにせよ冷静ではない
伝え手と受け手の関係は → 外来で1度しか会ったことがなく関係性は薄い

　これを考えたうえで以下のように面談してはどうでしょうか？

改善例

A先生「Dさん，本日は検査結果の説明です」
Dさん「はい，もうドキドキしてます．先生，癌ですか？？」
A先生「気になりますよね，本日は1人で来院されたのですか？」
Dさん「息子夫婦ともに忙しくて来られなくて」
A先生「そうでしたか．**後で私の方からお電話を差し上げましょうか？**」
Dさん「ありがとうございます，助かります．私はいつも話を聞いても全然覚えきれなくて」
A先生「それでは説明しますが，診断はIPMNというもので，癌ではありませんでした」
Dさん「よかったです！ 癌じゃないんですね！」
A先生「はい，癌ではありません．ただ，癌になることがあるので，定期的に検査を受けてく
　　　ださいね．**具体的にどのようにすればよいのかこれからお話ししますし，息子さんにもお**

攻める面談，守る面談

電話しますね」

Dさん「わかりました，癌ではないなら嬉しくて天にも昇るような気分です」

A先生「（大げさだなあ）それはよかったです，でも検査は続けてくださいね．**今回のことはかかりつけの先生にもお手紙で，定期検査するように伝えておきますね**」

いかがでしたか？ こうすることで事前にトラブルが防げますし，何より患者さんが不正確な医学情報の伝達で不利益を被る可能性を下げることができます．

次回，守る面談についてもう少し例を挙げて解説をします．

文　献

1) GLOBIS知見録　https://globis.jp/article/5159

岡村知直（Tomonao Okamura）

飯塚病院 緩和ケア科
九州大学卒
グロービス経営大学院卒
総合内科道を極めんと頑張っております．非癌の緩和ケアに力を入れています．気になる人は飯塚病院緩和ケア科ブログをチェック！

MEDSi

ここにもあります、勘所
重症患者管理のオキテを知ってパワーアップ
人工呼吸器の本 アドバンス
The Advanced Ventilator Book

新刊

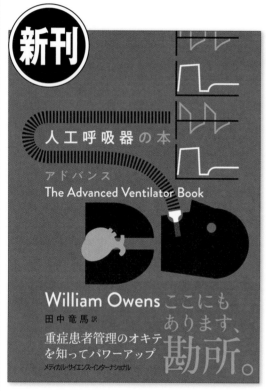

まずはこれだけ、勘所
初期設定のオキテを知ればこわくない
人工呼吸器の本 エッセンス
The Ventilator Book

好評

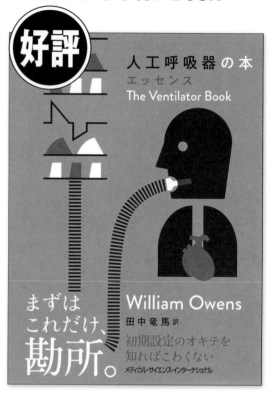

- ●定価:本体**2,000**円+税
- ●A5変　●頁128　●図18　●2018年
- ●ISBN978-4-89592-909-7

- ●定価:本体**2,000**円+税
- ●A5変　●頁128　●図8　●2018年
- ●ISBN978-4-89592-908-0

- ●著:William Owens　Associate Professor of Clinical Medicine, Division Chief for Pulmonary, Critical Care, and Sleep Medicine, Palmetto Health-USC Medical Group, University of South Carolina School of Medicine, Columbia, South Carolina, USA
- ●訳:田中竜馬　Medical Director, Intensive Care Unit, Pulmonary & Critical Care Medicine, Intermountain LDS Hospital, Utah, USA

▶人工呼吸管理における人工呼吸器の使い方について、具体的かつ実践的にまとめられたガイドブック。まるで優れた指導医に教えてもらっているように親しみやすく、ポイントがわかりやすい。「エッセンス」編は初期設定から基本的な管理方法までの最低限の必要事項を解説。「アドバンス」編はより重症な患者への対応についてまとめる。ICUに関わる医師や呼吸器科医、研修医、また呼吸療法士を目指す看護師・コメディカルなど、人工呼吸管理に携わる医療者必読。

MEDSi メディカル・サイエンス・インターナショナル
113-0033 東京都文京区本郷1-28-36鳳明ビル
TEL 03-5804-6051　FAX 03-5804-6055
http://www.medsi.co.jp　E-mail info@medsi.co.jp

ステップ ビヨンド レジデント
Step Beyond Resident

第178回

研修医は読まないで下さい！？
研修医はこの稿を読んではいけません．ここは研修医を脱皮？した医師が，研修医を指導するときの参考のために読むコーナーです．研修医が読んじゃうと上級医が困るでしょ！

喘息治療 Tips Part1
〜気息奄々…君は重症喘息を救えるようになる！〜

福井大学医学部附属病院総合診療部　林　寛之

喘息は楽勝と息をついてたら要注意！

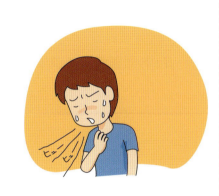

　季節の変わり目や急に気温が変化したときには喘息が多くなるよねぇ．一日の気温変化が激しいと喘息が出やすいという．季節の変わり目は，喘息のほかにも回転性めまい（気圧の変化が内耳に影響）や尿管結石（急に暑くなると脱水が生じて結石生成を助長），虫垂炎（これまた脱水で糞石ができやすくなる）が増えるけど，これらの疾患って「季語」に使えるんじゃないかと思うのは救急医の「アルアル」かも．

　重症喘息は昔と比べるとずいぶん減った．多くのガイドラインのおかげで，予防策が講じられるようになったことと，吸入薬や免疫製剤の進歩のおかげだ．だけど，これから国家試験を受ける医学生は覚えることがさらに増えたようで，思わず同情してしまう．

　「喘息予防・管理ガイドライン」が2018年に改訂された．エキスパートオピニオンがまかり通っていた昔のガイドラインとは比べものにならない知見が記されている．医学の進歩は，まさに瞬息万変（しゅんそくばんぺん：きわめて変化に富んでいて，速いこと）だね．

　しかしながら，喘息は今でも死の危険がある恐ろしい病気なのだという認識をしっかりもつ必要がある．β_2刺激薬吸入とステロイド全身投与で楽勝だと思っていると，それが効かない重症喘息に出会ったときに，患者は気息奄々・残息奄々（きそくえんえん，ざんそくえんえん：どちらも同じ意味で，どうにか呼吸ができているような，今にも死んでしまいそうな様子のこと），医者は青息吐息（あおいきといき：ため息が出るほど苦しい状況のこと），好きな音楽は桃色吐息（あ，古い？関係ない？…失礼しました！）．「能力がないばかりに救えませんでした」と言っていいのは，『進撃の巨人』の1シーンだけ．医者が逃げたら，もう蟄居屏息（ちっきょへいそく：外出せず家の中で息をひそめて隠れていること）なんて格好悪いことになってしまう．それに，「出る息，入る息を待たず（人の命ははかなく，いつどうなるかわからないということ）」って重症喘息のことじゃないのって勘ぐってしまう．

　acute severe asthma（昔はstatus asthmaticsと呼ばれていた）にきちんと対処するための準備を頭のなかで常にシミュレーションしておけば，きっとあなたは大丈夫！さてここまでに「息」を使った熟語とことわざはいくつ出てきたでしょう？

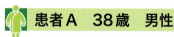 患者Ａ　38歳　男性　　　　　　　　　　　　　　　　　　　　喘息重積発作

患者Ａが呼吸困難を主訴に救急車で搬送されてきた．持病の喘息発作が悪化したという．近医で吸入薬をもらって使うも効果なし．血圧 90/70 mmHg，脈 110回/分，呼吸 30回/分，SpO₂ 92％（15Ｌリザーバー付きマスク），体温 36.5℃．

初療を担当した研修医Ｍがβ2刺激薬吸入に加え，すぐにステロイドを全身投与した．さらに，上級医Ｔが抗コリン薬の吸入を追加した．患者Ａは息も絶え絶えで，ピークフローなど測定できるはずもなかった．あれよあれよという間に呼吸状態はどんどん悪くなっていった．

研修医Ｍ

「SpO₂がさらに低下してきました．もう気管挿管しますか？」

β2刺激薬吸入＋ステロイド全身投与＋抗コリン薬吸入　Now what？

最近，喘息はガイドラインに沿って治療されるようになり，こんな最重症例はめったにお目にかかれない．もちろん，既往にICU入室，気管挿管などのリスクがある人はハイリスクではあるが，吸入薬を全然処方されていなかったという喘息患者は標準的治療からかけ離れており，重症化してやってきてしまう．β遮断薬やNSAIDsの処方が重症喘息を引き起こすこともある．重症化しやすい喘息のリスクを表1に示す．

気管支喘息の病態は炎症であり，① 気管支収縮，② 気管支粘膜の浮腫，③ 粘液分泌物の増加が，気管支を狭くしてしまう．だからこそ治療は① 気管支拡張，② 炎症の鎮静化，③ 酸素

表1　喘息が重症化しやすいハイリスク

重症喘息リスク因子	
重症喘息の既往（人工呼吸の既往，呼吸性アシドーシス）	
この1年以内の喘息による入院	
3種類以上の喘息薬が必要	
β2刺激薬の頻回使用	
この1年以内に救急室を頻回受診	
重症化しやすい精神・行動の特徴	
治療やモニタリングに不真面目	予約外来に来ない
かかりつけ医をあまり受診していない	往診が多い
勝手に自主退院してしまう	精神障害，うつ，自傷行為
最近の向精神薬使用	否認行動
アルコール，非合法薬物使用	肥満
学習障害	職場での問題行動
収入に難あり	社会的孤立
小児虐待，家庭内問題，夫婦問題	法的ストレス（訴訟など）

化改善をめざす．喘息は「息を出せない病態」なので，air trappingからどんどん肺は過膨張してしまう．患者が口をすぼませて声を出しながら息をしているのは，急に炎症を起こした気管支が狭まらないように，自分でPEEP（positive end expiratory pressure：呼気終末陽圧）をかけているからに他ならない．「呼吸音が聞こえにくいから，声を出さないでください」と言っている研修医を見るにつけ，「アララ…」と思ってしまうよね．

　短時間作用性β2刺激薬（short acting beta agonist：SABA）で気管支を拡張し，ステロイドで炎症を抑えるのが，喘息治療の定石．間違っても予防に使われる長時間作用性β2刺激薬（long acting beta agonist：LABA）を使用してはいけない．交感神経を刺激してもなかなか反応しない重症の場合には，反対に副交感神経を抑えることで気管支拡張が期待できるから，抗コリン薬の吸入も忘れないでおきたい．抗コリン薬の単独使用はダメ．必ずβ2刺激薬吸入と併用するようにしよう．β2刺激薬との併用は入院を減らすことができる．「喘息予防・管理ガイドライン2018」ではステップ2に長時間作用性抗コリン薬（long acting muscarinic antagonists：LAMA）が追記された．慢性期の管理では長時間作用性のLAMAでもいいが，喘息発作の最中はこれではダメだから短時間作用性抗コリン薬イプラトロピウム（アトロベント®）を使用する．ちなみに別の短時間作用性抗コリン薬オキシトロピウム（テルシガン®）は販売中止になってしまった．予防が強化されるにつれ，短時間作用性の薬剤は肩身が狭くなったねぇ．

　喘息発作の際にはまずβ2刺激薬吸入＋ステロイド全身投与，そして効果がなければ抗コリン薬吸入追加までは基本の「キ」．さて，薬が効いてくるまで待っていられない致死的急性喘息に出くわしたら，どうする？ ここが腕の見せ所．

致死的急性喘息の裏技：1st line 治療が効かないとき

　酸素，β2刺激薬吸入，ステロイド全身投与，抗コリン薬吸入をしても効果がない場合，八方塞がりっていう感じだよねぇ．その先を治療するために，「Dr. 林のABCDEF　へそMg（マガ）り 'n' KISS」（表2）を無理やりにでも覚えよう．え？ 覚え方そのものが無理やりだって…すみません．'n' というのは "and" の省略形のこと．「ロッケンロール」はRock 'n' rollだし，Look 'n' listenは「Look and listen」の省略形．ディズニーに行けば，Chip 'n' Daleというのは「Chip and Dale」のこと．

　A～D〔A：Always O2，B：β2刺激薬吸入，C：抗コリン薬吸入，D：dexamethasone（ステロイド）〕は先程の基本の「キ」．これで効果がなかったら，Eから先を検討しよう．

　すぐに気管挿管に行きたがった研修医M君．**重症急性喘息で気管挿管をあわてるとひどい目に合う（気管挿管後急変）**から，**気管挿管は万能な神ではないことを肝に銘じておくべし**．だって息を吐くのがつらい病気なのに，空気を押し込む治療が気管挿管だもの．理にかなった治療では決してないのだ．

1）E：epinephrine　アドレナリン

　気管支粘膜がブヨブヨの浮腫になってしまい，とんでもなく気管支狭窄が起こっていると，吸入薬が病変まで届かないようになってしまう．そんなときはβ作用もあるアドレナリンの登場だ．

　アドレナリン0.3 mg皮下注が日本のガイドラインでは推奨されている．高齢者であっても

表2 喘息治療「Dr. 林のABCDEFへそMgり'n'KISS」ルール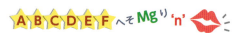

A	Always O₂…SpO₂をチェックして，酸素化を評価
B	β2刺激薬吸入…効果が出るまで，0.3〜0.5 mL 20分ごと×3回，その後1〜4時間ごと吸入．喘息発作時には必ずSABAを使うべし．LABAはダメ
C	抗Ch薬（抗コリン薬）…短時間作用性のイプラトロピウム吸入，15分ごと数回または1日4回．必ず単独で使用せず，ステロイドを先に使用すべし
D	デキサメタゾン…8 mg投与（1回投与でプレドニゾロン5日投与と同等．アスピリン喘息の場合にも有用） プレドニゾロン…1 mg/kg 経口×3〜5日，メチルプレドニゾロン…125 mg点滴 or 静注 中等症〜重症ではステロイド全身投与（経口，静注）
E	Epinephrine（アドレナリン）…β2刺激効果を期待して使用する．0.3 mg皮下注／筋注 効果が出るまで20分ごと3回まで
F	Fluid…重症喘息は不感蒸泄から脱水傾向．十分な輸液をしておかないと気管挿管後急変するぞ
へそMgり	Mg（マグネゾール®）…1〜2 g点滴，約20分で行う
'n'	NIPPV…BiPAPが望ましい（"and" は 'n' と略される．Rock 'n' rollって言うでしょ？）
K	Ketamine…1〜2 mg/kg 静注 or 3〜4 mg/kg 筋注，気管支拡張作用． 静注用と筋注用では製剤（濃度）が違うので注意
I	Intubation…気管挿管，permissive hypercarbiaで設定を
S	Suction…気管支鏡にて気管内吸引，でっかい粘液痰がとれる…かも
S	Special support…ECMO or PCPS，体外循環 ・胸郭圧迫法…呼気時に胸郭を圧迫し呼気を助ける（プレホスピタルで有用） ・ヘリウム入り酸素…日本では普及していない

重症急性喘息であれば安全に使用できる（Ann Emerg Med, 17：322-326, 1988）．ただし皮下注射は吸収がとても遅い．通常は15分だが，重症急性喘息で内因性のアドレナリンがすでにガンガン出ているときは皮膚の血管もキューッと縮んでおり，皮膚は冷たく汗ばみ，吸収が30分も遅れる．皮膚の血流がなければ皮下注射ではまともなアドレナリンの吸収を期待できるはずもない．**重症であれば，筋注をしよう**．0.3 mgを大きな筋肉（大腿外側）に注射すれば，5〜8分で吸収されてくる．β2受容体に選択的に効く薬剤が海外にはあるが，日本では承認されていない．

GINAガイドラインではアナフィラキシーに伴う喘息発作の場合はエピペン®の使用を推奨しているが，通常の喘息ではルーチン使用は薦めていない．

致死的急性喘息であれば，筋注ですら吸収が期待できないほど血管が収縮してしまっている．いざとなったら，アドレナリンの静注（10万倍希釈．いつものアドレナリンを**100倍に希釈**する．アドレナリン1 mgを生理食塩水100 mLに混ぜて，1 mLずつ投与）も考慮していい（Ann Emerg Med, 41：706-711, 2003. Ann Emerg Med, 47：559-563, 2006）．効果発現は1分，持続は5〜10分．ちなみにいつも使っているボスミン®は1,000倍希釈（1 mL＝1 mg）の製剤だからね．

いざとなったら，アドレナリンを直接気管内に噴霧散布してしまうという荒業もある（Am J Emerg Med, 15：106-107, 1997）．さすがにRCTなんて研究はできないが，私も気道内圧が高くてにっちもさっちもいかない致死的急性喘息患者に気管挿管後，ネラトンカテーテルを

使ってアドレナリン1 mg＋生理食塩水4 mL＋空気7 mLを10 mL注射器で噴霧散布し著効した経験がある（2症例だけだけどね）.

> **致死的急性喘息➡アドレナリン**
> - アドレナリン0.3 mg筋注！（皮下注は重症例では吸収があてにならない）
> - 死にそうなら，めちゃくちゃ希釈して静注する（10万倍希釈）

2）F：Fluid　輸液

　　重症急性喘息患者は一生懸命息をしようとして口を開けて頻呼吸になっており，不感蒸泄が想像以上にたくさんあるため，**多くは低循環血症になっている．気管挿管し，鎮静した途端に末梢血管が開いて血圧が落ちてしまう．低循環血症は気管挿管後急変の一因となる**のだ．十分な輸液をする前に気管挿管するなんて結構チャレンジングなんだよ．加えて気管挿管による陽圧換気で胸腔内圧があがるため，静脈還流が減り，さらに急に血圧が下がってしまう．

　　輸液のしすぎも予後悪化因子になるので，超音波で下大静脈の大きさを見たうえで，下大静脈がペチャンコになっているようなら十分輸液をすべきだ．また肺エコーでB lineが出るようなら輸液過剰なので，輸液を入れすぎないようにする．**下大静脈と肺エコー（B line）を確認しながら輸液を調整しよう．**

3）へそMg（マガ）り

　　マグネシウム点滴は重症喘息に限って，入院を避けることができる．マグネシウムは生理的平滑筋弛緩薬であり，子癇や心筋の痙攣（Vf）にも効くんだから，気管支に効いてもいいじゃないかぁ！また肥満細胞からの脱顆粒も抑制してくれる．他の薬剤が無効のときにマグネシウムが著効したという報告もあり，重症例では試す価値あり．ただし，ピークフローが15％以下でないと効果がないなど研究によって報告はまちまちなので，エビデンスとしてはいまひとつ．また，効果発現は2～5分と速い．

　　メタ解析では**入院回避のNNTは4～13**と素晴らしい．短期呼吸機能の改善もあると報告されている．小児の研究では**入院1時間以内にマグネシウムを投与すると，人工呼吸を減らすことができ**（5 vs 33％），小児ICU入院期間の短縮（2 vs 10日），入院期間の短縮（7 vs 19日）が期待できる．

　　BTSガイドライン（BTS/ SIGN Asthma Guideline）ではピークフロー＜50％で，1st line治療抵抗性なら**マグネシウム点滴（1.2～2 g：20分**で，小児なら40 mg/kg）を推奨しているものの，上級医コンサルトしたうえでとなっている．イタリアのガイドラインではピークフロー60％以下でマグネシウムの投与を推奨している．一気に注射すると血圧が下がっちゃうので要注意．

　　吸入マグネシウムもSpO_2＜92％で発症6時間以内なら効果があるという報告があるが，メタ解析では効果は認められず，BTSでは推奨していない．

4) 'n'：NIPPV（非侵襲的陽圧換気法）

　　喘息でair trapingが起こり，肺が過膨張しているのに，空気を押し込むというのはいささか乱暴な話だが，患者が疲弊してしまったり，CO_2がたまってきたりした場合には，とりあえずBiPAP（bilevel positive airway pressure：間欠的陽圧）の有効性が認められている．病院間でもBiPAPの使用頻度は大きな差があり，早めにBiPAPを使ったからといって気管挿管を回避できたというエビデンスは乏しい（Chest, 149：729-736, 2016）．

> ### 致死的急性喘息➡マグネシウム点滴
> - ピークフロー＜50〜60％なら，1.2〜2 g，20分で行う
> - 投与するなら早めに（＜1時間）
> - 入院回避，人工呼吸回避ができるかも

5) K：Ketamine　ケタミン

　　ケタミンはNMDA（N-methyl-d-aspartate）を非競合的に阻害する解離性麻酔薬．つまり目を開けたまま，ラリってくる薬．PCP（phencyclidine）からつくられたもので，代用物として合成された．もともとはストリートドラッグ．六本木で外国人がケタミンによる死亡事件を起こしてから，日本では2007年より麻薬及び向精神薬取締法の麻薬に指定されている．

　　ケタミンは気管支拡張作用があり，エビデンス的にはいまひとつだが，副作用は大きなものがないので，最重症の喘息発作には使用してもいい．特に**気管挿管時の鎮静**にはもってこい．1〜2 mg/kgをゆっくり静注（必要に応じて，続いて20〜60 μg/kg/分点滴）することで呼吸も血圧も保たれる．気道分泌物が増えることがあり，その場合は硫酸アトロピンを併用する．モルヒネなどの麻薬はヒスタミンを遊離するので使用してはいけない．

　　BiPAPを使うときには解離させない程度の低用量（sub-dissociative dose）で使うこともできる．0.2 mg/kg静注し，0.5 mg/kg/時で3時間持続点滴．こちらもエビデンスレベルはまだ低い．

6) I：Intubation　人工呼吸

　　気管挿管されると1/4の患者は合併症になり（気胸，循環虚脱など），死亡率も増えるため，できるだけ気管挿管は避けて通りたいところ．しかしながら，無呼吸，昏睡，疲弊，難治性低酸素血症，難治性呼吸性アシドーシスなどいよいよ患者を失いそうになれば，気管挿管するしかない．

① 気管挿管後急変に備えよ

　　気管支喘息の場合，できることなら気管挿管を避けて戦いたい．気管挿管をしたところで，気道粘膜の炎症は抑えられないし，気管支閉塞は改善しない．むしろ予後悪化因子ですらある．苦肉の策で酸素化をなんとか保つようにしているだけで，空気をどんどん押し込むだけならむしろ悪化させることだってある．

　　緊急気管挿管後に循環不全は約11％で発生し，10分以内に心肺停止になってしまう例が1.7

〜2.7％もある．

患者の予備能が悪いときに陥りやすいハイリスクな落とし穴として❶低血圧（循環血液量減少，高度肥満，妊婦），❷重篤な低酸素，❸アシドーシス（代謝性，頭蓋内圧亢進などによる肺胞低換気）があげられる．「ちょっと待ってよ」って言いたくなるくらい，気管挿管は危険だとわかってくれたかな？

β_2刺激薬投与により気管支は開くが，同部位の血流が悪くVQミスマッチ（換気血流比不均等）が生じて，一過性（10分程度）に低酸素が起こることがあるので，あわてない…ってあわてるわっ（**一過性VQミスマッチにあわてない**）．喘息患者では，β_2刺激薬投与により，グルコース代謝が阻害され，**乳酸アシドーシス**になってくる（Emerg Med J, 22：404-408, 2005）．代謝性アシドーシスの存在は気管挿管後悪化因子でもあるから，要注意…って，注意するだけかいっ！ どれをとっても不安材料ばかりだねぇ．

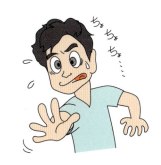

② 人工呼吸器設定は従量式で permissive hypercarbia

人工呼吸は空気を吐くことができない病態に，空気を押し込むのだから決して理にかなった治療ではない．しかしながら，酸素化できない病態において，気道内圧が高いとはいえ肺胞の虚脱を防ぐ目的で少しPEEPをかけるのは意味がある．気道内圧が恐ろしく高い状態での人工換気なので，従圧式ではなく，従量式に設定する方がいい．圧をかけすぎるとbarotrauma，つまり気胸をつくってしまい，量が多すぎると（10 mL/kg）volutraumaで気胸をつくってしまうので注意が必要である．また呼吸回数を減らし**十分に吐き出す時間を確保**しないといけない（吸気：呼気＝1：4〜1：5）．呼気がbeselineに戻るのを確認することも重要である．十分吐き出さないと余計なauto-PEEPがかかってしまい，気胸や気道内圧上昇につながる．これには呼吸回数を減らして十分な呼気時間を確保することが有効な場合が多い．ピーク圧が高くて（40〜60 mmHg）アラームが鳴り続けることもありうるが，そんな病態だからしかたがない．本当に肺胞にかかる圧はプラトー圧なので，プラトー圧は＜30 mmHgをキープしたい．この辺りは人工呼吸設定の名人にお願いしよう．もちろんCO_2はたまってくるが，それは酸素化と気胸を天秤にかけて，微妙なところで手を打たないといけない．ステロイドやβ_2刺激薬が効果を上げてくるまでのつなぎとして人工呼吸の役割がある．**pH≧7.2，$PaCO_2$＜80〜90 Torr**ならよしとして，我慢くらべと心得よ．正常値をめざすと，肺が破れるぞ！ 肺を保護しながら，CO_2蓄積には目をつむる（permissive hypercarbia）ことを意識して設定しよう．これを喘息患者の人工呼吸の"**rule of 8**"と覚えておこう（表3）．人工呼吸時に筋弛緩薬を使用するが，致死的喘息患者はステロイドをしっかり使用している患者なのでミオパチーをきたしやすく，長期人工呼吸管理になってしまう恐れがあるので，筋弛緩薬使用は2〜3時間までとした方がいい．

また難治性の場合，気管支拡張作用のある吸入麻酔を麻酔科にお願いしてもよい．

③ 人工呼吸管理中の悪化時の対応

人工呼吸管理をしていて悪化した場合（血圧低下，低酸素），**まずは人工呼吸器をはずして，**

表3 喘息人工呼吸の "rule of 8"

換気回数	8：8〜10回/分
一回換気量	8：6〜8 mL/kg理想体重
PEEP	8：−80％ autoPEEPの8割低め　まずは5 cmH2Oでいい
換気量調整	8：80 L/分ずつ流量調整
Peak flow	90〜120 L/分
FiO2	高すぎないように早期に落とせ
Permissive hypercarbia	8：PaCO2が80〜90 Torr未満ならよしとせよ pH≧7.2ならよしとせよ

胸郭を圧迫して十分に息を吐かせることが重要（20〜30秒かかることもある）．**常に緊張性気胸を考慮**すべし．輸液が不十分ではないかチェック．必要に応じて昇圧薬．胸部X線．気管チューブのトラブルも探せ〔（DOPE：displacement of ET tube（チューブ位置不適切），obstruction of ET tube（チューブ閉塞），pneumothorax（気胸），equipment failure（機器装置不具合）〕．それでもだめなら体外循環ECMOを考慮しよう．

致死的急性喘息➡人工呼吸
- 人工呼吸では決して喘息を治すことはできない
- 輸液は必要十分しておくべし（挿管後ショックの予防，輸液過剰もダメ）
- permissive hypercarbia，肺保護を考慮して，炎症がおさまるまでつなごう
- "rule of 8"
- 緊張性気胸の合併に注意
- 急変時は人工呼吸器から外して胸郭を圧迫して息を出させる

7）S：Suction　吸引

気道粘膜をふさいでしまうくらいコテコテの粘液の塊を吸引できることもある．こんなのが詰まっていたらどんなに薬剤を使っても改善するはずがない．気管挿管後，気管支鏡で粘液の塊がないか確認して，あったら去痰薬を使用し吸引して除去しよう．木の枝のような粘液塊がとれてくるとゾッとする．ホラ，急にバッグが軽くなった．

8）S：Special support

① ECMO

肺がダメなら，体外循環（ECMO/PCPS）．なるほど．理にかなっており，報告も増えてきている．ECMO使用により，呼吸機能の改善が見込まれる．最後の手段だけど，必要な場合は早期に切り替えた方がいい．生存退院が83.5％も見込まれるのはすごい．ただコストがねぇ…．

② Heliox…×エビデンスなし

日本にはないがヘリウム入りの酸素（Heliox）というものがある．軽い気体であり，狭いところにも酸素や気管支拡張薬を届けることができる．ただしエビデンスはイマイチ．喘息の原因治療にはならないし，酸素も十分投与できないから．

③ 胸郭圧迫法

プレホスピタルでは用手的胸郭圧迫法が有用．これは，オーストラリアで報告された，あくまで薬物の効果が現れるまでの時間つなぎ，または救急搬送する途中に行うと効果的な方法である．胸郭の前下方を呼気の後半に圧迫して，呼気を助ける．呼気が終わったらすぐに手を緩める必要がある．患者の呼吸とうまくタイミングが合わないと，むしろ呼吸の邪魔をすることになるので，患者とうまくタイミングを合わせる必要があるんだよね．汗だくになるものの結構効果がある．困ったときは手を動かせってことか？

9）喘息治療の落とし穴

前述の低循環，乳酸アシドーシス，β_2刺激薬の一過性VQミスマッチの他に，**気胸の合併，肺炎の合併**を見逃さないようにしたい．喘息だけと思っていたら大違い．気胸なら胸腔チューブを入れるしかないし，肺炎なら抗菌薬を使いましょう．

まさかの気道異物を喘息と誤診していたなんていうのは目も当てられないので，きちんと鑑別しておこう．

また喘息患者はβ_2刺激薬をガンガン使用しているので，**低カリウム血症を合併**していることがある．低カリウム血症があったらカリウム補正もお忘れなく．不整脈になったら大変だ．

> **喘息治療の落とし穴**
> - 低循環（脱水），乳酸アシドーシス，一過性VQミスマッチ
> - 気胸の合併，肺炎の合併
> - 低カリウム血症

10）どこへ行ったアミノフィリン

濃いコーヒーを飲むと喘息発作が楽になるというのは昔から伝えられた北米版「おばあちゃんの知恵袋」のようなものだ．カフェインと同様，キサンチン誘導体はcAMPを増やして気管を拡張するので，よく使われた．ところが北米では，救急での治療においてキサンチン誘導体であるアミノフィリンの居場所はもはやなくなった．有効血中濃度と中毒域が近く，喘息発作時でのアミノフィリン治療の優位性は否定されているからだ．β_2刺激薬の頻回吸入単独と，β_2刺激薬＋アミノフィリンの研究では，効果が変わらないばかりか，アミノフィリンを使用した群では，副作用発現が多かったという論文が非常にたくさんある．今まで使用したことがない患者さんにアミノフィリンを使用するのは，理屈に合わない．**今までアミノフィリンを常用内服している患者の場合には，血中濃度測定は必須**であり，またその静脈注射による追加使用は意味があるかもしれない．

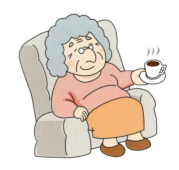

追補的有効性はなく，むしろ副作用が増え，有効血中濃度が狭いということで，重症急性喘息では使用してはいけないとGINAガイドラインでは言っている．BTSガイドライン2016では，通常の喘息治療が効果のない致死的喘息ではテオフィリンの出番があるかもしれない…それは上級医に相談してから判断してねとなっている．「まぁ滅多にそんなことはないだろうから」なんて文言をガイドラインに入れているところが笑える．どっちつかずの立場をとっているのはどうして？ イタリアの急性期喘息ガイドラインでは，軽症〜中等症の喘息発作ではアミノフィリンは使用してはいけないとしている．

基本的によほどの重症発作でない限り（重症発作であってもリスクベネフィットを考えて），急性の喘息ではアミノフィリンはもう使わない（CMAJ, 182：E55–E67, 2010）．喘息がきたら，「アミノフィリン1Aを点滴でダーッと落としましょう」というような指示をルーチンにするのは，ちょっとちょっと？？？ という時代だ．

瀕死の致死的喘息となれば，話は別．藁にもすがりたい薬剤の1つではあるというのは理解できないでもない．アミノフィリンはβ_2刺激薬と違い，一過性VQミスマッチは起こさない．確かに呼吸機能はよくなるが，入院期間や吸入回数，人工呼吸の必要性などには改善効果がないし（Arch Dis Child, 79：405–410, 1998. Cochrane Database Syst Rev, CD001276, 2005），とにかく治療域が狭い（5〜20 μg/mL）ため副作用が多い．アミノフィリンを点滴すると3倍嘔吐しやすくなる．そんなに重症だったら，早くECMOを行う方がいいかも．

Check！文献

1）Wong JJ, et al：A review of the use of adjunctive therapies in severe acute asthma exacerbation in critically ill children. Expert Rev Respir Med, 8：423–441, 2014

　↑必読文献．急性増悪の重症喘息の追補的治療が網羅されている．このあたりのエビデンスの有無も知って戦うのがポストレジデント！

2）Goodacre S, et al：Prediction of unsuccessful treatment in patients with severe acute asthma. Emerg Med J, 31：e40-e45, 2014

　↑1,084人の喘息患者のデータを解析．ICU入院が7％，想定外の治療を要したものが14％．ピークフロー低値，頻脈，併存疾患が悪化予想因子であった．

3）Kew KM, et al：Intravenous magnesium sulfate for treating adults with acute asthma in the emergency department. Cochrane Database Syst Rev, CD010909, 2014

　↑マグネシウムに関する14の論文を分析．通常の治療に反応しない喘息に硫酸マグネシウムを使用した場合，入院を回避できるオッズ比は0.75（NNT13）だった．スパイロメトリーではボチボチよくなる．しかし以下の項目では有意差なし（ICU入院，救急滞在時間，入院期間，再入院率，呼吸数，収縮期血圧）．

4）Griffiths B & Kew KM：Intravenous magnesium sulfate for treating children with acute asthma in the emergency department. Cochrane Database Syst Rev, 4：CD011050, 2016

　↑救急室での中等症〜重症の喘息に対するマグネシウムの有用性に関する5つの論文を解析．マグネシウムは68％の入院を減らす（オッズ比0.32）．ただしサンプルサイズが小さく，3つの論文で合計たったの115人のデータであることをお忘れなく．

Step Beyond Resident

5）Su Z, et al：Intravenous and Nebulized Magnesium Sulfate for Treating Acute Asthma in Children：A Systematic Review and Meta-Analysis. Pediatr Emerg Care, 34：390-395, 2018

↑ 10の論文のメタ解析．マグネシウム点滴は呼吸機能改善（標準化平均差），入院低下（リスク比0.55）と有効性を認めたが，マグネシウム吸入は全く有用ではなかった．

6）Cheuk DK, et al：A meta-analysis on intravenous magnesium sulphate for treating acute asthma. Arch Dis Child, 90：74-77, 2005

↑ 5つの論文のメタ解析．マグネシウム点滴は入院回避（OR 0.290, NNT4）と非常に有効．呼吸機能および臨床症状スコアも改善が認められた．

7）Korang SK, et al：Non-invasive positive pressure ventilation for acute asthma in children. Cochrane Database Syst Rev, 9：CD012067, 2016

↑ 喘息に対するBiPAPの有効性は弱いエビデンスで認められるものの，まだ決定的ではない．

8）Green E, et al：Noninvasive ventilation for acute exacerbations of asthma：A systematic review of the literature. Aust Crit Care, 30：289-297, 2017

↑ 13の論文のシステムレビュー．なんとなくよさそうな報告が多いが，論文間での研究デザインの差がありすぎて，確固たる結論には至らず．なんてことだ！

9）Hendaus MA, et al：Is ketamine a lifesaving agent in childhood acute severe asthma? Ther Clin Risk Manag, 12：273-279, 2016

↑ ケタミンのreview．確かに通常の治療に反応しない喘息には効いたという報告が多いが，RCTがないのがイタイ…．ケタミンの薬剤特性を学ぶにはいいreview．

10）Jat KR & Chawla D：Ketamine for management of acute exacerbations of asthma in children. Cochrane Database Syst Rev, 11：CD009293, 2012

↑ 68人の非挿管喘息患児の研究ではケタミンの有用性は示すことができず，症例報告のように効いたという結論には至らなかった．しかしながら副作用も特になし．

11）Howton JC, et al：Randomized, double-blind, placebo-controlled trial of intravenous ketamine in acute asthma. Ann Emerg Med, 27：170-175, 1996

↑ ピークフロー＜40％の53人の小児喘息患者を対象に研究．ピークフロー，Borgスコア，呼吸数，1秒率の改善を見た．時間がたつとその優位性は保たれなくなった．入院率も変化なし．

12）Green R, et al：Incidence of postintubation hemodynamic instability associated with emergent intubations performed outside the operating room：a systematic review. CJEM, 16：69-79, 2014

↑ 18の論文のメタ解析．気管挿管後急変は1,000例の緊急挿管に対して110例の発症率（11％）．

13）Knightly R, et al：Inhaled magnesium sulfate in the treatment of acute asthma. Cochrane Database Syst Rev, 11：CD003898, 2017

↑ 吸入マグネシウム？フッ，効かないよ．

14）Nutbeam T & Fergusson A：Towards evidence based emergency medicine: Best BETs from the Manchester Royal Infirmary. BET 2: Is endotracheal adrenaline useful in acute asthma? Emerg Med J, 26：435, 2009

↑ 重症喘息で気道内圧が高く，死にかけているような場合には気管内にアドレナリンを投与するのも1つの方法．症例報告しかないので，エビデンスレベルはすごく低いが，奥の手として知っておこう．

15) Fuller BM, et al：Mechanical Ventilation and ARDS in the ED: A Multicenter, Observational, Prospective, Cross-sectional Study. Chest, 148：365-374, 2015

↑救急室で人工呼吸を開始した患者219人を調査．肺保護設定されたのはたったの55.7％．人工呼吸の設定がイマイチなのが1/3の患者にみられる．なんと，イマイチのまま24時間以上も設定変更されずにいたという．

16) Kantor DB, et al：Fluid Balance Is Associated with Clinical Outcomes and Extravascular Lung Water in Children with Acute Asthma Exacerbation. Am J Respir Crit Care Med, 197：1128-1135, 2018

↑1,175人の患者を後ろ向きに研究し，123人の患者で妥当性を確認した．輸液過剰は入院期間延長，治療期間延長，酸素投与増加と関係があった．また，輸液過負荷と肺エコーのB lineには相関があった．1％輸液過剰になると入院期間が7時間延長することになる．

17) Phipps P & Garrard CS：The pulmonary physician in critical care. 12：Acute severe asthma in the intensive care unit. Thorax, 58：81-88, 2003

↑重症喘息のICU管理のreview．粘液の塊の写真は実にエグイ．

18) Yeo HJ, et al：Extracorporeal membrane oxygenation for life-threatening asthma refractory to mechanical ventilation: analysis of the Extracorporeal Life Support Organization registry. Crit Care, 21：297, 2017

↑ECMOを使用した喘息患者272人の調査．平均ECMO使用期間は176.4時間．ECMO装着により，呼吸数，吸入酸素濃度，気道内圧などがすべて改善した．86.7％が人工呼吸から離脱し，生存退院を83.5％に認めた．

19) Cavallari JM, et al：Glucagon for refractory asthma exacerbation. Am J Emerg Med, 35：144-145, 2017

↑たった4例の症例報告．グルカゴンを平滑筋弛緩薬として，つまり気管支拡張を期待して，最後の手段で喘息に使用した症例報告．確かに昔，食道に食物が詰まったときにグルカゴンが使われたけど…エビデンスがないので今は推奨されていないから，気管支拡張もどこまでエビデンスがあるのやら？

20) Fisher MM, et al：External chest compression in the management of acute severe asthma--a technique in search of evidence. Prehosp Disaster Med, 16：124-127, 2001

↑症例報告．胸郭圧迫法は昔から報告されてはいるもののなかなか研究されておらず標準的治療とはいえない．しかしながら病院前においては患者を安価で簡単に救う手段として知っておいて損はない．

21) Indinnimeo L, et al：Guideline on management of the acute asthma attack in children by Italian Society of Pediatrics. Ital J Pediatr, 44：46, 2018

↑必読文献．イタリアの急性喘息発作のガイドライン．最近は慢性管理のガイドラインばかりなので，こういう救急室で役に立つガイドラインはありがたい．β2刺激薬，ステロイド，抗コリン薬は1st line治療．ピークフロー＜60％なら次にマグネシウム点滴．アドレナリンは推奨しない（β2刺激薬の方がいいから）．アミノフィリンは軽症〜中等症では使用してはいけない．Heliox は致死的なら使用可．ロイコトリエン受容体拮抗薬は急性期には出番はない．

22) Chung KF, et al：International ERS/ATS guidelines on definition, evaluation and treatment of severe asthma. Eur Respir J, 43：343-373, 2014

↑ヨーロッパと米国胸部学会の慢性重症喘息ガイドライン．急性期の治療に関しては言及していない．

Check！WEB

1）British Thoracic Society：BTS/SIGN British guideline on the management of asthma.
https://www.brit-thoracic.org.uk/document-library/clinical-information/asthma/bts-sign-asthma-guideline-2016/

↑イギリス，スコットランドのガイドライン．ただし慢性管理が中心のため，急性期の対応に関しては限定的．

2）NICE guideline [NG80]：Asthma: diagnosis, monitoring and chronic asthma management.
https://www.nice.org.uk/guidance/ng80

↑NICEガイドライン．診断や慢性管理が中心．

No way！アソー！モジモジ君の言い訳

〜そんな言い訳聞き苦しいよ！
No more excuse！No way！アソー（Ass hole）！

×「β₂刺激薬吸入もステロイドも効きません．重症なんですぐ気管挿管していいっすか？」

→いやいやあわてるな．気管挿管後，一気に悪化することも予想しておかないと，こんな脱水状態のまま気管挿管は危険だし，まだやることはいっぱいあるぞ．

×「アドレナリンの皮下注いきます」

→こんなに重症の喘息発作では皮下注だと薬剤吸収が不安定でダメ．すぐに筋注に切り替えるべし．

×「気管挿管したら，ちょっとよくなったと思ったのですが一気に悪化して…」

→圧をかけすぎ，換気しすぎで緊張性気胸になったんだよ．

×「マグネシウムを静注しておきます」

→マグネシウムを使用するのはいいが，静注すると血圧が落ちてしまう．20分かけて点滴で．

×「気管挿管します．ミダゾラムください」

→いやいやそこは呼吸ドライブを止めず，血圧を保ってくれるケタミンでしょ．

林　寛之（Hiroyuki Hayashi）：福井大学医学部附属病院救急科・総合診療部

今年はどこか変だ．北陸は相当の大雪で大災害に見舞われ，もう10年分くらいの雪かきをしたと思った．夏は夏で台風と梅雨の影響で西日本豪雨になり，日本中が想定外の災害に見舞われた．おかげでこちらのスケジュールや夏休みも…？　お天道様にはかなわないとつくづく思う2018年でした．

1986　自治医科大学卒業	日本救急医学会専門医・指導医
1991　トロント総合病院救急部臨床研修	日本プライマリ・ケア連合学会認定指導医
1993　福井県医務薬務課所属　僻地医療	日本外傷学会専門医
1997　福井県立病院ER	American College of Emergency Physicians
2011　現職	Licentiate of Medical Council of Canada

★後期研修医大募集中！気軽に見学にどうぞ！Facebook⇒福井大学救急部・総合診療部

Book Information

改訂版 ステップビヨンドレジデント1
救急診療のキホン編 Part1

心肺蘇生や心電図、アルコール救急、
ポリファーマシーなどにモリモリ強くなる！

著／林　寛之

□ 定価（本体 4,500円＋税）　□ B5判　□ 400頁　□ ISBN 978-4-7581-1821-7

- 全面アップデート・大幅ボリュームアップで名著が帰ってきました！
- 救急診療でまずはじめに身につけたい技と知識を伝授！
- ワンランク上を目指すポストレジデント必携の一冊です！

大ベストセラーの第1巻がついに改訂！

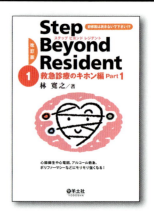

確実に身につく
PCIの基本とコツ 第3版

カラー写真と動画でわかる
デバイスの選択・基本手技と施行困難例へのテクニック

編集／南都伸介，中村　茂

□ 定価（本体 8,800円＋税）　□ B5判　□ 366頁　□ ISBN978-4-7581-0758-7

- 新たに紙面をオールカラー化し，Web動画を付録として追加！ 豊富な画像・イラストによる手技の解説がよりわかりやすくなりました！
- これから学び始める初心者にも経験豊富な熟練者にもオススメです

PCIの入門＆実践マニュアルの定番書，待望の最新版！

麻酔科研修チェックノート
改訂第6版

書き込み式で研修到達目標が確実に身につく！

著／讃岐美智義

□ 定価（本体 3,400円＋税）　□ B6変型判　□ 455頁　□ ISBN978-4-7581-0575-0

- 麻酔科医に必須の知識と手技・コツを簡潔に整理，図表も豊富に掲載
- 重要ポイントを確認できるチェックシート付き，しかも，ポケットサイズ！
- 発行依頼，クチコミで絶大な支持を得ている好評書の最新版

「麻酔科研修に必須」と選ばれ続ける超ロングセラーを改訂！

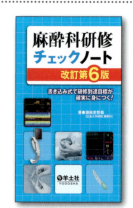

発行　羊土社 YODOSHA
〒101-0052　東京都千代田区神田小川町2-5-1　TEL 03(5282)1211　FAX 03(5282)1212
E-mail : eigyo@yodosha.co.jp
URL : www.yodosha.co.jp

ご注文は最寄りの書店，または小社営業部まで

Book Information

スッキリわかる！
臨床統計はじめの一歩　改訂版
統計のイロハからエビデンスの読み解き方・活かし方まで

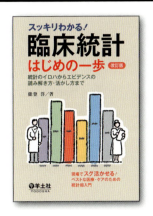

著／能登 洋

□ 定価（本体 2,800円＋税）　□ A5判　□ 229頁　□ ISBN978-4-7581-1833-0

- エビデンスを臨床で活かすための統計の基礎を数式なしでやさしく解説
- 論文やデータの読み解き方，価値あるエビデンスの見極め方がわかる
- EBM実践をめざす医師・メディカルスタッフにオススメ！

臨床現場でスグ活かせる！ベストな医療のための統計超入門

関節リウマチ患者と家族のための
生活を楽しむ知恵と技
くらしかた、動きかた、介助のしかたがわかる！

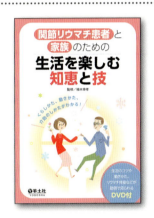

監修／植木幸孝

□ 定価（本体 1,800円＋税）　□ B5判　□ 136頁＋DVD　□ SBN 978-4-7581-1830-9

- 動き方や環境の工夫で関節への負担を抑えて生活するポイントや，患者家族が安全な介助を実施するポイントが写真とDVDでよくわかる
- ベッド上動作、入浴、トイレ動作など日常生活動作を多数解説

介助が必要な患者さん全般に役立つポイントが満載です！

大圃流
消化器内視鏡の介助・ケア

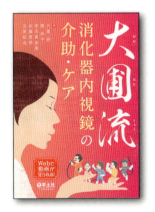

著／大圃 研，港 洋平，青木亜由美，佐藤貴幸，志賀拓也

□ 定価（本体 3,600円＋税）　□ B5判　□ 278頁　□ ISBN978-4-7581-1065-5

- 器具受渡し・操作，機器設定の使い分け，患者観察・対応のポイント…等，皆が知りたい介助・ケアのコツをやさしく"具体的に"解説．
- 親しみやすい文章でスラスラ読めて，すぐ現場で活かせる！Web動画付き！

何をどうすればよいか，コツがわかって自信がもてる！

発行　羊土社 YODOSHA　〒101-0052　東京都千代田区神田小川町2-5-1　TEL 03(5282)1211　FAX 03(5282)1212
E-mail：eigyo@yodosha.co.jp
URL：www.yodosha.co.jp

ご注文は最寄りの書店，または小社営業部まで

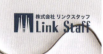

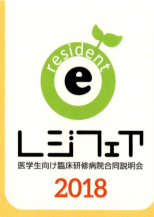

全国から厳選した
臨床研修病院が出展
キミにマッチする病院(ピース)を探そう！

2018年 eレジフェア開催予定

10/28 (日) | 福岡開催
福岡国際会議場

指導医・研修医とじっくり話せるから、病院見学につながる情報を得られる！
あなたの未来を決める、一日にしよう。

eレジフェアサイトで出展病院の情報を徹底公開中。動画メッセージも！ | レジフェア 検索

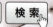

対岸の火事
研修医が知って得する日常診療のツボ
他山の石
中島 伸

他人の失敗を「対岸の火事」と笑い飛ばすもよし,「他山の石」と教訓にするのもよし. 研修医時代は言うに及ばず, 現在も臨床現場で悪戦苦闘している筆者が, 自らの経験に基づいた日常診療のツボを語ります.

その204
胃ろうをつくるか否か?

伯母が倒れた!

ある日のこと, 従弟から連絡がありました. 彼の母親, つまり私からみて伯母にあたる人が倒れて近くの救急病院に搬入され, 脳内出血だと診断されたというのです. LINEで送られてきたCT画像をみると, かなり大きな出血で, しかも脳幹まで及んでいることから, 一目見て難しいなと思わされるものでした.

搬入された病院の脳神経外科部長も, これは手術をしても意識回復は見込めないだろう, という判断をして保存的加療を行うことになりました. 一時は生命も危ない状態でしたが, 運よく危機を脱することができました. ただ, 意識が戻ることはなく, 現在も経鼻経管栄養で命をつなぎとめています.

胃ろうをつくるか, 気管切開をするか

そのような経緯で, 現在は寝たきり状態になっているのですが, 胃ろうをつくるかどうか, 気管切開をするかどうかについて, 入院先の病院から尋ねられたそうです. 従弟は医療従事者ではなく, どうしたらいいのか皆目わからないということで私にアドバイスを求めてきました.

われわれもよく直面する問題ですが, 今後, 闘病生活を続けるなら必然的に胃ろう造設ということになります. しかし, 回復する可能性が低い場合に胃ろう造設をすべきか否か, それが問題です.

中島「気管切開の方は見た目にも悲惨な感じがするけど, そっちはあまり悩む必要はないんよ」

従弟「そうなんですか?」

中島「『喉を切る』なんていうから大ごとに聞こえるけど, もし本人が回復して, チューブを抜くことになったらそのまま気管切開孔は閉じてしまうからね」

従弟「チューブを抜くってこともあるんですか!」

中島「元気になったら抜けるよ. だから『この人, 気管切開していたのだろうな』と思うような傷跡が喉にある人は, 結構, その辺を歩いたりしているよ」

従弟「気がつかなかった」

実際, 病院のエレベーターに乗っていたら, 気管切開の手術痕のある人と乗り合わせることは珍しくありません. 「今は元気にしているけど大変な病気を乗り越えてきたんだな」ということは見る人が見ればわかります. でも, 問題は胃ろうの方です.

中島「もし『胃ろうをつくりません』と言ったら病院はどうするって言ってた?」

従弟「そこまでは訊いていませんでした」

医療従事者でもなければ, そんな質問をすることまでは思い浮かばないでしょう.

中島「もし胃ろうをつくらず, 栄養をとめてしまったとしたら1週間くらいしかもたないと思うよ」

従弟「1週間か. でも母親は生前, 不自由な体になるくらいなら延命するのはやめてくれ, と言っていましたから」

中島「生前じゃなくて病前やな」

従弟「あ, そうか, 間違えました. なんせ, 紙にまで書いていたくらいですから, 強い希望のはずです」

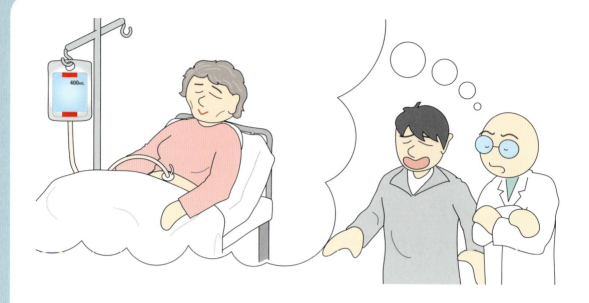

中島 「伯母さんの意思がはっきりしているとしても，それを実現してあげる周囲の人の心理的ハードルというのはかなり高いからなあ」
従弟 「そうですね」
中島 「回復する見込みがないからといって栄養をとめてしまうと，何か見殺しにしてしまうみたいやし」
従弟 「そうなんですよ」

　これは私自身，経験のある話です．入院中の伯父の腹部大動脈瘤が破裂したとき，担当医から「手術のできる病院に転院させましょうか！？」と尋ねられたことがありました．伯父には家族がいなかったので私のところに電話があったのです．「でもいったん，心停止になってしまったのならもう無理でしょう．意識も戻っていないし，そちらの病院で死なせてやってください」と答えました．はっきり駄目だとわかっていても，「これで本当に手を尽くしたと言えるのだろうか？」という思いにとらわれた経験は忘れることができません．

「延命しない」は難しい

中島 「延命しない，というのは口で言うのは簡単やけどね」
従弟 「実際には難しいものですよねえ」
中島 「そうなんよ．病院側としても難しいしね」

　実際，この状況で「延命はしません」「胃ろうはつくりません」と御家族が言ったとしても，全く栄養を補給しない状況で日々，弱っていく患者さんに接し続けることができるのか，といわれれば，医療者側にも葛藤はあるはずです．

中島 「僕自身，今まで多くの人に『胃ろうはどうしますか？』と尋ねてきたけど，『やめてください』と言った家族には会ったことがないなあ」
従弟 「胃ろうをつくったらどうなるんですか」
中島 「たぶん肺炎とか尿路感染症とか，そんな合併症でいずれ亡くなると思うよ」
従弟 「そういえば，病院からもそう言われました」
中島 「でも，その時期はわからんな．1年以内かもしれないし，10年先かもしれないし」
従弟 「なるほど」

対岸の火事 他山の石

確かに回復を信じて治療を続ける，と言えば聞こえはいいです．でも，患者さん本人にしてみれば，何年間も意思表示のできない状態におかれるのですから，非常に辛い思いをしている可能性もあります．もしかしたら「苦しいなあ，痛いなあ」と感じつつ毎日を過ごしているのかもしれません．まさしく，覚めることのない悪夢です．

中島 「大切なことは本人の意思であって，決して周囲の人たちの自己満足ではない，ということやな」

従弟 「そうですね」

中島 「だから皆でよくよく相談して決めるべきやと思うよ」

皆で相談したとしても，すっきり決めることはできないかもしれません．決める人たちも辛いことと思います．でも，人が生きるか死ぬかという問題です．そんな簡単に決めたりしたら，そっちの方がおかしいのではないでしょうか．伯母さんの家族一同で何回も何回も話し合い，いろいろと苦しみながら決める，というのが本来あるべき姿だと思います．また，病院側もその御家族の決断を尊重し，それに相応しい態度で接するべきでしょう．

果たして胃ろうをつくるのか否か，気管切開をするのか否か，そして本当に栄養や水分の補給をとめてしまうのか．今後の経過を見守っていきたいと思います．

最後に1句

> 回復が　見込めぬ状況　陥りて
> 　　　　　　胃ろうか否か　重い決断

中島　伸
（国立病院機構大阪医療センター脳神経外科・総合診療科）

著者自己紹介：1984年大阪大学卒業．
脳神経外科・総合診療科のほかに麻酔科，放射線科，救急などを経験しました．

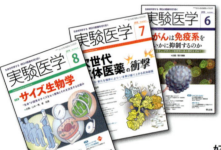

Book Information

どう診る？どう治す？
皮膚診療はじめの一歩
すぐに使える皮膚診療のコツとスキル

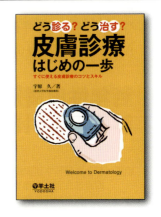

著／宇原　久
- □ 定価(本体3,800円＋税)　□ A5判　□ 262頁　□ ISBN978-4-7581-1745-6

- 皮膚診療の基本と，一生活かせる実践スキルをオールカラーでやさしく丁寧に解説！
- 問診，視診，触診から検査，処置まで，はじめてでも上手に診るコツを伝授！

皮膚診療を効率よくスキルアップできる！

病態と治療戦略がみえる
免疫・アレルギー疾患
イラストレイテッド

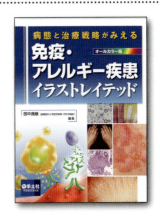

編集／田中良哉
- □ 定価(本体7,200円＋税)　□ B5変型判　□ 359頁　□ ISBN978-4-7581-2044-9

- 「基礎編」で免疫のしくみを押さえ，「臨床編」で疾患ごとに詳しく理解
- 関節リウマチ，クローン病などの自己免疫疾患やアレルギー疾患について，発症機序，薬の作用メカニズムや診断・治療戦略までを網羅

多彩な因子や病態を"見て"イメージ！

皮膚科医・形成外科医のための
レーザー治療スタンダード
確かな治療を行うための知っておくべき知識と正しい手技

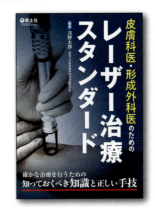

編集／河野太郎
- □ 定価(本体9,000円＋税)　□ B5判　□ 222頁　□ ISBN978-4-7581-1813-2

- 治療に必要な機器の特徴，やるべき事前準備がもれなくわかる！
- この先ずっと使える標準的な治療法の手順を疾患別に丁寧に解説！
- 現場で役立つ工夫や治療にあたり患者に行う説明の仕方も網羅！

絶対身につけておきたい標準的治療法がこの1冊に！

発行　羊土社 YODOSHA
〒101-0052　東京都千代田区神田小川町2-5-1　TEL 03(5282)1211　FAX 03(5282)1212
E-mail：eigyo@yodosha.co.jp
URL：www.yodosha.co.jp/
ご注文は最寄りの書店，または小社営業部まで

Book Information

小児リウマチ性疾患の診断基準と治療指針を示した
初めての診療の手引き

若年性皮膚筋炎（JDM）
診療の手引き　2018年版

編集／厚生労働科学研究費補助金　難治性疾患等政策研究事業　若年性特発性関節炎を主とした小児リウマチ性疾患の診断基準・重症度分類の標準化とエビデンスに基づいたガイドラインの策定に関する研究班　若年性皮膚筋炎分担班
協力／日本小児リウマチ学会，日本リウマチ学会

□ 定価（本体 4,000円＋税）　□ A4判　□ 125頁　□ ISBN978-4-7581-1835-4

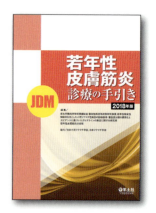

小児期シェーグレン症候群（SS）
診療の手引き　2018年版

編集／厚生労働科学研究費補助金　難治性疾患等政策研究事業　若年性特発性関節炎を主とした小児リウマチ性疾患の診断基準・重症度分類の標準化とエビデンスに基づいたガイドラインの策定に関する研究班　シェーグレン症候群分担班
協力／日本小児リウマチ学会，日本リウマチ学会
監修／日本シェーグレン症候群学会

□ 定価（本体 2,200円＋税）　□ A4判　□ 62頁　□ ISBN978-4-7581-1836-1

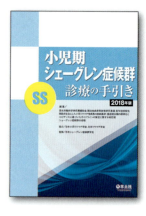

小児全身性エリテマトーデス（SLE）
診療の手引き　2018年版

編集／厚生労働科学研究費補助金　難治性疾患等政策研究事業　若年性特発性関節炎を主とした小児リウマチ性疾患の診断基準・重症度分類の標準化とエビデンスに基づいたガイドラインの策定に関する研究班　小児SLE分担班
協力／日本小児リウマチ学会，日本リウマチ学会

□ 定価（本体 2,200円＋税）　□ A4判　□ 53頁　□ ISBN978-4-7581-1837-8

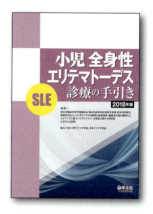

発行　羊土社 YODOSHA　〒101-0052　東京都千代田区神田小川町2-5-1　TEL 03(5282)1211　FAX 03(5282)1212
E-mail：eigyo@yodosha.co.jp
URL：www.yodosha.co.jp/

ご注文は最寄りの書店，または小社営業部まで

シリーズ 総合診療はおもしろい！
～若手医師・学生による活動レポート

監修：一般社団法人日本プライマリ・ケア連合学会
医学生・若手医師支援委員会
吉本 尚，杉谷真季，三浦太郎

vol.60 総合診療後期研修で学ぶ救急

山本安奈〔大阪家庭医療センター（OCFP）／西淀病院〕

　私は卒後14年目の家庭医／総合診療医です．家庭医／総合診療医のコンピテンシーの1つに，診療の場の多様性があり，外来，病棟，在宅，救急の4つがあげられています．つまりその時々でニーズに合わせていろいろな顔をもちます．

救急の現場の研修内容

　私は，福井大学の「救急に強い家庭医コース」というプログラムで後期研修を受けました．そのプログラムのなかの魅力の1つとして救急の先生方と一緒に一次～三次救急に携わるER型の救急研修があります．軽傷患者さんから，外傷やCPAまで，年齢や性別や科にこだわらず目の前の患者さんすべての初療にあたり，帰宅可能？ 入院？ 専門医コンサルト？ といった判断のスキルも学びます．

総合診療研修における救急研修の位置づけ

　総合診療研修は大学や市中病院の一般外来，僻地医療，訪問診療など多岐にわたります．どのようなセッティングでも，急変やバイタルサインに異常のある患者さんを診ることは多々あります．その際に慌てず対処し，この場で診られるか否かすばやく判断する力は救急研修の賜物です．
　総合診療外来と救急はシームレスな部分が多く，そのどちらにも携わる環境は家庭医／総合診療医の成長にとてもよい相乗効果をもたらします．例えば救急専門医の先生が何を大事にしているか，かかりつけ医に何を期待しているのかを知ることで，総合診療外来ではそれを踏まえ予防的な観点で生活習慣病の管理の重要性を感じることができます．またERでの死は突然のことが多く，家族の悲しみが大きいですがそれを目の当たりにして，かかりつけ医としてのかかわりのなかにおいて本人や家族とどうやって最期を迎える？ どうやって最期まで生きる？ と

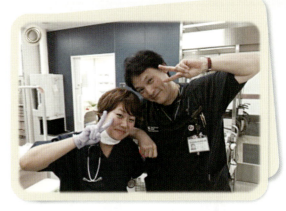

恩師の林 寛之先生と（筆者は左）

いう話を十分にしておく，といった具合に救急研修が総合外来診療に活かされその逆も然りという相乗効果を感じています．

救急で働く『家庭医』の強み

　総合診療研修が進むと家庭医／総合診療医としてのアイデンティティが芽生えてきます．家庭医／総合診療医らしさはたくさんありますが中心となるのは全人的に診るということです．救急の現場ですから一刻を争う状態のことも多々ありますが，ERに来ていても実は本人は救命処置や延命を望んでいないケース（超高齢など）を地域で多く経験するので，救命することだけではなく，本人や家族のこれまでの背景を考慮した医療を検討できるようになります．また救急室を出た後の生活に思いを馳せた行動がとれるようになっています．
　また救急は他科との連携が何より大切な分野ですが，教育を大事にする家庭医／総合診療医は学生や初期研修医のときに救急で教えた後輩がさまざまな科に進み今度は心強い味方になることもよく経験します．
　活躍の場も多く多彩なセッティングで働けるのでまさに『総合診療っておもしろい！！』ですよ！

本連載のバックナンバーをWEBでご覧いただけます
https://www.yodosha.co.jp/rnote/soushin/index.html

初期研修医のための総合診療ポータルサイト
（日本プライマリ・ケア連合学会）
https://jpca-jrst.jimdo.com

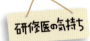 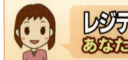

「研修医の気持ち」は読者である研修医の先生方の一言を掲載するコーナーです．「患者さんから御礼を言われた」といった嬉しい気持ち，「今，こんな研修をしています」などの紹介，レジデントノートへの感想やコメント…など，あなたの感動や経験をレジデントノートに載せてみませんか？
レジデントノートホームページの投稿フォーム，E-mailまたはご郵送にてご応募ください！

【投稿規定】
文字数：100〜200字程度
内容：研修中に感動したことや体験したこと，小誌バックナンバーに関する感想やコメントなど
謝礼：掲載誌1冊＋お好きなバックナンバー（月刊）1冊
　　※ 応募多数の場合，掲載までお時間をいただくことがあります
　　※ 掲載の採否に関しては編集部にて判断させていただきます．あらかじめご了承ください

【応募方法】（ご応募は随時受け付けます）
1. **レジデントノートホームページ**
　下記URLの投稿フォームに，① 年次，ペンネーム，掲載本文，② メールアドレスをご入力ください．
　www.yodosha.co.jp/rnote/feeling/
2. **E-mailまたはご郵送**
　①〜④を明記のうえ，【応募先】へご応募ください．
① お名前，ご所属，年次（必要であればペンネーム）
② ご連絡先（ご住所およびメールアドレス）
③ お好きなバックナンバー1冊（掲載誌とともにお送りします）
④ 掲載本文（投稿規定をご確認ください）

【応募先】
ご郵送：
〒101-0052 東京都千代田区神田小川町2-5-1
株式会社 羊土社　レジデントノート編集部
「研修医の気持ち」係
E-mail：rnote@yodosha.co.jp

Book Information

発行 羊土社

闘魂外来―医学生・研修医の君が主役！
病歴・フィジカルから情報検索まで臨床実践力の鍛え方を伝授します

編集／徳田安春

- 超人気！実践型実習の人気指導医が外来診療の極意を熱くレクチャー！
- 診察の基本の「型」から臨床スキル向上のテクニックまで秘伝のワザを伝授！

□ 定価（本体 3,000円＋税）　□ B5判　□ 206頁　□ ISBN978-4-7581-1825-5

発行 羊土社

診断力を鍛える！症候足し算
症候の組合せから鑑別疾患を想起するトレーニング

著／北 啓一朗，三浦太郎　監修／山中克郎

- 「疾患」と，その疾患に特徴的な「症候」を足し算で表わした，診断力強化ドリル．
- 確定診断のための「次の一手」や，各疾患の鑑別ポイントも掲載．

□ 定価（本体 2,800円＋税）　□ B6変型判　□ 215頁　□ ISBN978-4-7581-1817-0

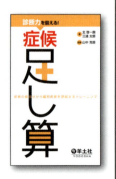

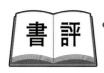

書評 BOOK REVIEW

手術の道を究めるために
―五輪書から学ぶ―

著/生田義和
定価（本体3,500円＋税），A5判，176頁，南江堂

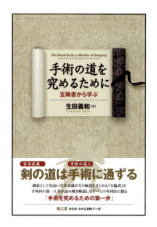

　今年の4月に開催された日本形成外科学会の書籍コーナーで1冊の新刊書を手にした．書名は『手術の道を究めるために―五輪書から学ぶ―』，本の帯には「宮本武蔵」「手術の達人」「剣の道は手術に通ずる」「手術を究めるための第一歩」とある．思わず筆者を確認したところ，生田義和先生である．その場でページをめくるのもそこそこにすぐさま購入し，その夜，読み耽ることとなった．

　私が医学を志した頃には，形成外科，手外科，マイクロサージャリーなどに関する書物は限られていた．そのいずれもが知識と技術の継承をめざし，新たなる診断や治療法の発展につながるものであり，個の成長にとってたいへん有用であった．しかし，医療に関してのプリンシプル，いわば絶対に欠くことのできない原理・原則を記したものに出会うことは少なかった．医師として三十数年経ち，ようやく手にすることができたことにこのうえない喜びを感じた．

　本書は手外科の教科書というよりは，「手外科」を通して，また「五輪書」を通して，外科手術に携わる者すべての心構えを説いたものである．2部で構成されており，第1部は「五輪書」になぞらえて，手術の五巻と称されている．5つの章は「技を究めるとは何か」「必要な手術機器の準備と使い方」「目標とすべき理想の手術」「研修する方法」「ヒトの手と心」といった魅力的な名称が用いられている．一方，第2部では手術とリスクマネージメントに関する内容で，たいへん豊富な経験に裏付けられた筆者の診療における工夫や注意点が余すことなく述べられている．さらに付録では，手にまつわる美術などに関する内容もあり，手についての造詣を深めることができる．A5版，176ページとコンパクトで，ハンディな仕様となっているところもうれしい．机上に置くもよし，持ち運ぶにも便利である．また，厳選された参考文献も興味あるところである．

　本書は手外科の専門書でありながら医療の心得も学ぶことができる．むしろ医学生，レジデント，専攻医をはじめとした多くの若い医師にとって座右の書になるものと考える．

　もしも若い頃に読むことができたなら，私自身，もう少し違う医師になっていたであろう．

（評者）田中克己（長崎大学医学部 形成外科）

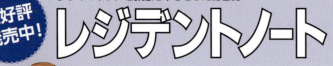

大好評発売中！

プライマリケアと救急を中心とした総合誌
レジデントノート Back Number

定価（本体2,000円＋税）

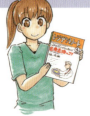

お買い忘れの号はありませんか？
すべての号がお役に立ちます！

2018年8月号（Vol.20 No.7）

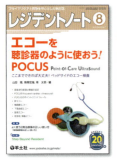

エコーを聴診器のように使おう！POCUS

ここまでできれば大丈夫！
ベッドサイドのエコー検査

編集／山田 徹，髙橋宏瑞，南 太郎

2018年7月号（Vol.20 No.6）

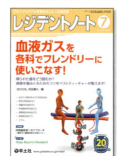

血液ガスを各科でフレンドリーに使いこなす！

得られた値をどう読むか？
病態を掴みとるためのコツを
ベストティーチャーが教えます！

編集／古川力丸，丹正勝久

2018年6月号（Vol.20 No.4）

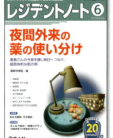

夜間外来の薬の使い分け

患者さんの今夜を癒し明日へつなぐ、
超具体的な処方例

編集／薬師寺泰匡

2018年5月号（Vol.20 No.3）

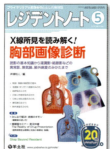

X線所見を読み解く！胸部画像診断

読影の基本知識から
浸潤影・結節影などの異常影、
無気肺、肺外病変のみかたまで

編集／芦澤和人

2018年4月号（Vol.20 No.1）

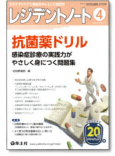

抗菌薬ドリル

感染症診療の実践力が
やさしく身につく問題集

編集／羽田野義郎

2018年3月号（Vol.19 No.18）

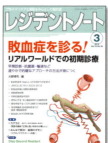

敗血症を診る！リアルワールドでの初期診療

早期診断・抗菌薬・輸液など
速やかで的確なアプローチの
方法が身につく

編集／大野博司

Back Number

2018年2月号（Vol.19 No.16）

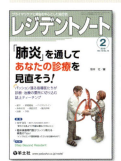

「肺炎」を通して
あなたの診療を
見直そう！

パッション漲る指導医たちが
診断・治療の要所に切り込む
誌上ティーチング

編集／坂本　壮

2018年1月号（Vol.19 No.15）

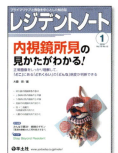

内視鏡所見の
見かたがわかる！

正常画像をしっかり理解して、
「どこ」にある「どれくらい」の
「どんな」病変か判断できる

編集／大圃　研

2017年12月号（Vol.19 No.13）

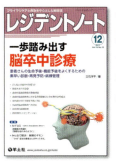

一歩踏み出す
脳卒中診療

患者さんの生命予後・機能予後を
よくするための素早い診断・
再発予防・病棟管理

編集／立石洋平

2017年11月号（Vol.19 No.12）

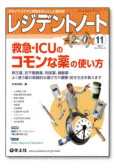

救急・ICUの
コモンな薬の使い方

昇圧薬、抗不整脈薬、利尿薬、
鎮静薬…よく使う薬の実践的な選び方
や調整・投与方法を教えます

編集／志馬伸朗

通巻250号

2017年10月号（Vol.19 No.10）

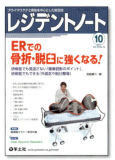

ERでの骨折・脱臼に
強くなる！

研修医でも見逃さない
「画像読影のポイント」、
研修医でもできる
「外固定や脱臼整復」

編集／田島康介

2017年9月号（Vol.19 No.9）

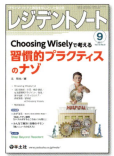

Choosing Wisely
で考える
習慣的プラクティス
のナゾ

編集／北　和也

以前の号はレジデントノートHPにてご覧ください ▶ www.yodosha.co.jp/rnote/

バックナンバーのご購入は，今すぐ！

- お近くの書店で：レジデントノート取扱書店
  （小社ホームページをご覧ください）
- ホームページから
  www.yodosha.co.jp/
- 小社へ直接お申し込み
  TEL 03-5282-1211（営業）
  FAX 03-5282-1212

※ 年間定期購読もおすすめです！

レジデントノート 電子版バックナンバー

現在市販されていない号を含む，
レジデントノート月刊 既刊誌の
創刊号～2014年度発行号までを，
電子版（PDF）にて取り揃えております．

・購入後すぐに閲覧可能　・Windows/Macintosh/iOS/Android対応

詳細はレジデントノートHPにてご覧ください

増刊 レジデントノート

1つのテーマをより広くより深く

□ 年6冊発行　□ B5判

Vol.20 No.8　増刊（2018年8月発行）
COMMON DISEASE を制する！
「ちゃんと診る」ためのアプローチ

編集／上田剛士

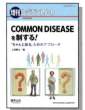

☐ 定価（本体4,700円＋税）
☐ ISBN978-4-7581-1612-1

詳細は1453ページ

Vol.20 No.5　増刊（2018年6月発行）
循環器診療のギモン、百戦錬磨のエキスパートが答えます！
救急、病棟でのエビデンスに基づいた診断・治療・管理

編集／永井利幸

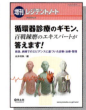

☐ 定価（本体4,700円＋税）
☐ ISBN978-4-7581-1609-1

Vol.20 No.2　増刊（2018年4月発行）
電解質異常の診かた・考え方・動き方
緊急性の判断からはじめる First Aid

編集／今井直彦

☐ 定価（本体4,700円＋税）
☐ ISBN978-4-7581-1606-0

Vol.19 No.17　増刊（2018年2月発行）
小児救急の基本
「子どもは苦手」を克服しよう！
熱が下がらない、頭をぶつけた、泣き止まない、保護者への説明どうする？など、あらゆる「困った」の答えがみつかる！

編集／鉄原健一

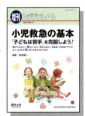

☐ 定価（本体4,700円＋税）
☐ ISBN978-4-7581-1603-9

Vol.19 No.14　増刊（2017年12月発行）
主治医力がさらにアップする！
入院患者管理パーフェクト Part2
症候対応、手技・エコー・栄養・リハ、退院調整、病棟の仕事術など、超必須の31項目！

編集／石丸裕康、森川 暢

☐ 定価（本体4,700円＋税）
☐ ISBN978-4-7581-1597-1

Vol.19 No.11　増刊（2017年10月発行）
糖尿病薬・インスリン治療
知りたい、基本と使い分け
経口薬？インスリン？ 薬剤の特徴を掴み、血糖管理に強くなる！

編集／弘世貴久

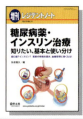

☐ 定価（本体4,700円＋税）
☐ ISBN978-4-7581-1594-0

Vol.19 No.8　増刊（2017年8月発行）
いざというとき慌てない！
マイナーエマージェンシー
歯が抜けた、ボタン電池を飲んだ、指輪が抜けない、ネコに咬まれたなど、急患の対応教えます！

編集／上山裕二

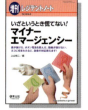

☐ 定価（本体4,700円＋税）
☐ ISBN978-4-7581-1591-9

Vol.19 No.5　増刊（2017年6月発行）
主訴から攻める！
救急画像
内因性疾患から外傷まで、すばやく正しく、撮る・読む・動く！

編集／舩越 拓

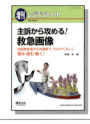

☐ 定価（本体4,700円＋税）
☐ ISBN978-4-7581-1588-9

Vol.19 No.2　増刊（2017年4月発行）
診断力を超強化！
症候からの内科診療
フローチャートで見える化した思考プロセスと治療方針

編集／徳田安春

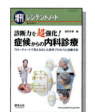

☐ 定価（本体4,700円＋税）
☐ ISBN978-4-7581-1585-8

Vol.18 No.17　増刊（2017年2月発行）
神経内科がわかる、好きになる
今日から実践できる診察・診断・治療のエッセンス

編集／安藤孝志、山中克郎

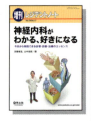

☐ 定価（本体4,700円＋税）
☐ ISBN978-4-7581-1582-7

発行　羊土社 YODOSHA
〒101-0052　東京都千代田区神田小川町2-5-1　TEL 03(5282)1211　FAX 03(5282)1212
E-mail：eigyo@yodosha.co.jp
URL：www.yodosha.co.jp/

ご注文は最寄りの書店、または小社営業部まで

レジデントノート 次号10月号 予告
(Vol.20 No.10) 2018年10月1日発行

特集

肝機能検査の理解をおさらいしよう！(仮題)

編集／木村公則（がん・感染症センター都立駒込病院 肝臓内科）

血液検査でよくみるASTやALT，γ-GTPなどについて，皆さんはどのように解釈していますか？ 肝機能検査の項目は数が多く，どの検査値に注目するべきかわからない，と苦手意識をもっている方も多いのではないでしょうか．
10月号では「そもそも検査項目は何を示しているの？ 検査値からどうやって疾患を診断していくの？」といった疑問を解決できるよう，肝機能検査をやさしくシンプルにご解説いただきます．

1) 【総論】肝機能検査の基礎知識 …………………………… 木村昌倫，木村公則
2) どんな消化器疾患を疑ったときに，どんな検査が必要？ ………… 渡邊綱正
3) AST，ALT，ALPの上昇からどう鑑別する？ …………… 下田慎治，裵 成寛
4) 肝炎の種類は何があるの？ …………………………………………… 八橋 弘
5) 急性肝炎の肝機能検査のコツ ……………………………… 井上和明，與芝真彰
6) 非飲酒者でγ-GTPのみが高い場合はどう診断する？
　　　　　　　　　　　………………………… 五家里栄，三浦光一，礒田憲夫
7) 薬物性肝障害の診断のコツ …………………………………………… 田中 篤
8) 線維化マーカーはどう使えばいいの？ …………………… 玉城信治，黒崎雅之

連載

● よく使う日常治療薬の正しい使い方「小児のかぜに対する薬の正しい使い方」(仮題)
　　　　　　　　　……………………… 堀越裕歩（東京都立小児総合医療センター 感染症科）
● 循環器セミナー実況中継 The Reality of Drug Prescription
　　「循環器関連薬剤 ⑩ 抗凝固薬：前編」(仮題)
　　　　　　　……………… 監修／西原崇創（東京医科大学八王子医療センター 循環器内科）ほか
　　　　　　　　　　　　　　　　　　　　　　　　　　　　　　　　　その他

● 「レジデントノート」へのご感想・ご意見・ご要望をお聞かせください！
読者の皆さまからのご意見を誌面に反映させ，より日常診療に役立つ誌面作りをしていきたいと存じております．小社ホームページにてアンケートを実施していますので，ぜひご意見をお寄せください．アンケートにお答え下さった方のなかから抽選でプレゼントも実施中です！

編集幹事 (五十音順)

飯野靖彦 (日本医科大学名誉教授)

五十嵐徹也 (茨城県病院事業管理者)

坂本哲也 (帝京大学医学部
救命救急センター教授)

奈良信雄 (順天堂大学医学部 特任教授,
東京医科歯科大学 特命教授)

日比紀文 (学校法人 北里研究所 北里大学
大学院医療系研究科 特任教授)

山口哲生 (新宿海上ビル診療所)

編集委員 (五十音順)

石丸裕康 (天理よろづ相談所病院
総合診療教育部・救急診療部)

一瀬直日 (赤穂市民病院 内科・在宅医療部)

大西弘高 (東京大学大学院医学系研究科
医学教育国際研究センター)

川島篤志 (市立福知山市民病院
研究研修センター・総合内科)

香坂 俊 (慶應義塾大学 循環器内科)

柴垣有吾 (聖マリアンナ医科大学病院
腎臓・高血圧内科)

畑 啓昭 (国立病院機構京都医療センター
外科)

林 寛之 (福井大学医学部附属病院
総合診療部)

堀之内秀仁 (国立がん研究センター中央病院
呼吸器内科)

レジデントノート購入のご案内

これからも臨床現場での「困った!」「知りたい!」に答えていきます!

年間定期購読 (送料無料)

● 通常号 (月刊2,000円×12冊)
‥‥‥‥‥‥ 定価 (本体24,000円+税)

● 通常号+増刊号
(月刊2,000円×12冊+増刊4,700円×6冊)
‥‥‥‥‥‥ 定価 (本体52,200円+税)

● 通常号+WEB版 ※1
‥‥‥‥‥‥ 定価 (本体27,600円+税)

● 通常号+WEB版 ※1+増刊号
‥‥‥‥‥‥ 定価 (本体55,800円+税)

※1 WEB版は通常号のみのサービスとなります
※2 海外からのご購読は送料実費となります

便利でお得な
年間定期購読を
ぜひご利用ください!

✓送料無料※2
✓最新号がすぐ届く!
✓お好きな号から
はじめられる!
✓WEB版で
より手軽に!

下記でご購入いただけます

●お近くの書店で
レジデントノート取扱書店 (小社ホームページをご覧ください)
●ホームページから または 小社へ直接お申し込み
www.yodosha.co.jp/
TEL 03-5282-1211 (営業) FAX 03-5282-1212

◆ 編集部より ◆

　研修医生活に切り離すことのできない病棟. 今月号は, その病棟で皆様も悩まれた経験があるはず, 皮膚トラブルの特集です. 研修医ができる対応や治療, 専門医に診てもらう状況・タイミングをわかりやすくご解説いただきました. 皮膚でお困りの際, 本特集をまずはご活用いただけますと幸いです.

　また, ただ今弊社のホームページ上で, 煙が出ない赤外線ロースター「ザイグルプラス」や弊社人気書籍のセットなどが当たる「医師・医学生アンケート」を実施中です (p.1456参照). 皆さまの貴重な現場の声を, ぜひ書籍製作に活かしたいと考えております. たくさんのご応募をお待ちしております! (伊藤)

レジデントノート

Vol. 20 No. 9 2018 〔通巻265号〕
2018年9月1日発行 第20巻 第9号
ISBN978-4-7581-1613-8
定価 本体2,000円+税 (送料実費別途)

年間購読料
24,000円+税 (通常号12冊, 送料弊社負担)
52,200円+税 (通常号12冊, 増刊6冊, 送料弊社負担)
郵便振替 00130-3-38674

© YODOSHA CO., LTD. 2018
Printed in Japan

発行人　一戸裕子
編集人　久本容子
副編集人　保坂早苗
編集スタッフ　田中桃子, 遠藤圭介, 清水智子
　　　　　　　伊藤 駿, 西條早絢
広告営業・販売　菅野英昭, 加藤 愛, 中村恭平
発行所　株式会社 羊 土 社
　　　〒101-0052　東京都千代田区神田小川町2-5-1
　　　TEL 03 (5282) 1211／FAX 03 (5282) 1212
　　　E-mail eigyo@yodosha.co.jp
　　　URL www.yodosha.co.jp/
印刷所　株式会社 平河工業社
広告申込　羊土社営業部までお問い合わせ下さい.

本誌に掲載する著作物の複製権・上映権・譲渡権・公衆送信権 (送信可能化権を含む) は (株) 羊土社が保有します.
本誌を無断で複製する行為 (コピー, スキャン, デジタルデータ化など) は, 著作権法上での限られた例外 (「私的使用のための複製」など) を除き禁じられています.
研究活動, 診療を含み業務上使用する目的で上記の行為を行うことは大学, 病院, 企業などにおける内部的な利用であっても, 私的使用には該当せず, 違法です. また私的使用のためであっても, 代行業者等の第三者に依頼して上記の行為を行うことは違法となります.

JCOPY <(社) 出版者著作権管理機構 委託出版物> 本誌の無断複写は著作権法上での例外を除き禁じられています. 複写される場合は, そのつど事前に, (社) 出版者著作権管理機構 (TEL 03-3513-6969, FAX 03-3513-6979, e-mail：info@jcopy.or.jp) の許諾を得てください.

≪ジェネラリストBOOKS≫ シリーズ続々刊行中！

◎治療適応かどうかギリギリのケースに、どうアプローチするか？

外来でよく診る 病気スレスレな症例への生活処方箋
エビデンスとバリューに基づく対応策

浦島充佳

一般内科外来に多く来院するグレーな症例も、エビデンスとバリューを基盤としたアプローチにより診療の幅は広がる。「生活処方箋」というあらたな武器を示しながら、生活習慣病の新しい診療戦略をわかりやすく示す。

● A5 頁212 2018年 定価：本体3,600円＋税 ［ISBN978-4-260-03593-4］

◎エキスパート直伝！ 豊富な症例写真と解説で、的確な診断・治療・紹介へ。

よくみる子どもの皮膚疾患
診療のポイント＆保護者へのアドバイス

編集 佐々木りか子

小児科・内科を訪れる子どもの多様な皮膚症状を、豊富な症例写真とともにエキスパートがわかりやすく解説。保護者への情報提供にも重点を置いており、最新のエビデンスに基づくスキンケアの指導法から、的確なホームケアへつなげることができる。

● A5 頁256 2018年 定価：本体4,000円＋税 ［ISBN978-4-260-03620-7］

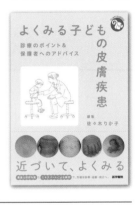

病歴と身体所見の診断学
検査なしでここまでわかる

徳田安春

● A5 頁210 2017年 定価：本体3,600円＋税
［ISBN978-4-260-03245-2］

いのちの終わりにどうかかわるか

編集 木澤義之・山本 亮・浜野 淳

● A5 頁304 2017年 定価：本体4,000円＋税
［ISBN978-4-260-03255-1］

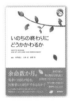

認知症はこう診る
初回面接・診断からBPSDの対応まで

編集 上田 諭

● A5 頁264 2017年 定価：本体3,800円＋税
［ISBN978-4-260-03221-6］

保護者が納得！小児科外来 匠の伝え方

編集 崎山 弘・長谷川行洋

● A5 頁228 2017年 定価：本体3,800円＋税
［ISBN978-4-260-03009-0］

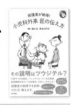

健診データで困ったら
よくある検査異常への対応策

編集 伊藤澄信

● A5 頁192 2017年 定価：本体3,600円＋税
［ISBN978-4-260-03054-0］

身体診察 免許皆伝
目的別フィジカルの取り方 伝授します

編集 平島 修・志水太郎・和足孝之

● A5 頁248 2017年 定価：本体4,200円＋税
［ISBN978-4-260-03029-8］

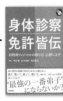

医学書院　〒113-8719　東京都文京区本郷1-28-23　［WEBサイト］http://www.igaku-shoin.co.jp
［販売・PR部］TEL：03-3817-5650　FAX：03-3815-7804　E-mail：sd@igaku-shoin.co.jp

新 小児薬用量
改訂第8版

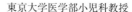

東京大学医学部小児科教授
岡　明
慶應義塾大学薬学部元教授　編集
木津　純子

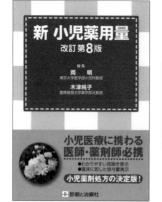

3年ごとに改訂される「小児薬用量」本の最新版．見やすい見開きの構成は旧版から引き継ぎつつ，今回の改訂では大幅にページ数を増加．舌下免疫療法薬を追加し，見返し付録に小児への薬の飲ませ方も掲載した．小児医療に関わる医師・薬剤師に使い込んでほしいポケットブックである．

□A6変型判　640頁
定価（本体3,200円＋税）
ISBN978-4-7878-2310-6

■目次

序
凡例
体重(kg), 体表面積(m2), および用量
(成人量に対する%)の関係

1. 抗菌薬
2. 抗ウイルス薬
3. 抗真菌薬
4. 抗結核薬
5. 駆虫薬
6. 抗ヒスタミン薬
7. 鎮咳去痰薬
8. 解熱薬
9. 健胃消化薬
10. 止瀉・整腸薬
11. 下剤・浣腸薬
12. 鎮吐薬
13. 消化性潰瘍薬
14. 肝胆膵疾患用薬
15. 気管支喘息治療薬
16. 抗アレルギー薬(1)
17. 抗アレルギー薬(2)
18. リウマチ・膠原病薬
19. 免疫抑制薬

20. 免疫グロブリン
21. 強心薬
22. 抗不整脈薬
23. 昇圧薬
24. 降圧薬
25. 血管拡張薬
26. 利尿薬
27. その他の心臓脈管薬
28. 呼吸促進薬
29. 救急蘇生薬
30. 抗血栓薬
31. 止血薬
32. 造血薬
33. 鎮静催眠薬
34. 抗てんかん薬
35. 自律神経薬
36. 中枢神経興奮薬・抗うつ薬など
37. 抗精神病薬・精神安定薬
38. 脳循環代謝改善薬・神経疾患治療薬
39. 鎮痛薬
40. 麻酔薬
41. 筋弛緩薬
42. ホルモン薬(1)(ペプチドホルモンなど)
43. ホルモン薬(2)(ステロイドホルモンなど)

44. 解毒薬・代謝系薬
45. 抗腫瘍薬
46. 新生児用薬
47. ビタミン
48. 輸液用電解質液(電解質補正薬を含む)
49. 内服用電解質薬
50. 高カロリー輸液
51. 腹膜透析液
52. 漢方薬
53. トローチなど口腔用薬
54. 坐剤
55. 耳鼻咽喉科用薬
56. 眼科用薬
57. 軟膏・クリーム・外用薬
58. 造影剤
59. 負荷試験用薬
60. 特殊ミルク
61. ワクチン

索引
小児のALS
年齢別体重平均値/小児への薬の飲ませ方
元素の周期表
緊急薬早見表

 診断と治療社

〒100-0014　東京都千代田区永田町2-14-2山王グランドビル4F
電話 03(3580)2770　FAX 03(3580)2776
http://www.shindan.co.jp/
E-mail:eigyobu@shindan.co.jp

(18.04)

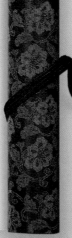
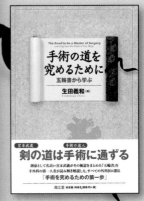

宮本武蔵　手術の達人
剣の道は手術に通ずる

剣豪として名高い宮本武蔵がその極意をまとめた『五輪書』を
手外科の第一人者が読み解き解説した，すべての外科医に贈る
「手術を究めるための第一歩」

剣の道の奥義を究める指南書である
『五輪書』の中に脈々と流れる哲学を，
そのまま「外科医の修練の哲学」に解釈し，
手外科を題材に詳説した
「手術の道を究めるため」の一冊である．

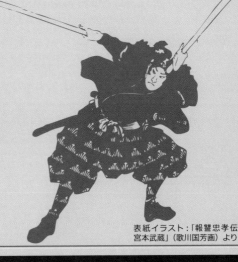

■A5判・174頁　2018.4.　ISBN978-4-524-25531-3
定価（本体3,500円＋税）
定価は消費税率の変更によって変動いたします．消費税は別途加算されます．

表紙イラスト：「報讐忠孝伝
宮本武蔵」（歌川国芳画）より

南江堂　〒113-8410　東京都文京区本郷三丁目42-6（営業）TEL 03-3811-7239　FAX 03-3811-7230

好評書のご案内

送料は実費にて申し受けます。

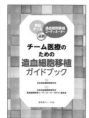

チーム医療のための造血細胞移植ガイドブック
－移植チーム・造血細胞移植コーディネーター必携－

日本造血細胞移植学会　監修
日本造血細胞移植学会
造血細胞移植コーディネーター（HCTC）委員会　編集

■B5判　340頁
定価
（本体4,200円＋税）
送料実費

● 全世界で毎年3万人以上の患者に行われる造血細胞移植。チーム医療の実現に必要な内容を、読者の経験や関心に合わせてどこからでも読み進めることができる、必携の入門書！

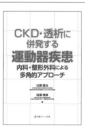

CKD・透析に併発する運動器疾患
～内科・整形外科による多角的アプローチ～

前 東京女子医科大学整形外科主任教授/河野臨牀医学研究所附属第三北品川病院名誉院長　加藤　義治　編
大阪市立大学大学院医学研究科代謝内分泌病態内科学・腎臓病態内科学教授　稲葉　雅章

■B5判　240頁
定価
（本体5,800円＋税）
送料実費

● CKD患者約1,330万人、透析患者32万人超。生命予後に影響する転倒・骨折に至る骨病変を見逃さないために！
● CKD-MBDの発症・進展メカニズムから、透析患者の骨折の特徴と手術手技まで、豊富な図表・写真でわかりやすく解説！
● 内科・整形外科が共有すべき知見を集約！CKD・透析患者の治療にあたるすべての医療者に役立つ一冊！

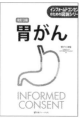

インフォームドコンセントのための図説シリーズ
胃がん　改訂3版

兵庫医科大学集学的腫瘍外科特任教授　笹子　三津留　編

■A4変型判　168頁
定価
（本体4,800円＋税）
送料実費

● 7年ぶりに改訂された日本胃癌学会の「胃癌取扱い規約」に基づく最新情報をとりこみ、図表や写真を交えてわかりやすく解説。
● 汎用治療から、新規抗がん薬を用いた薬物療法、治験まで、患者さんに選択肢を提供する内容も充実。
● とくに、手術や治療法、フォローアップは、患者さん目線でわかりやすい内容に！

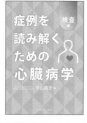

症例を読み解くための
心臓病学　検査編

日本大学医学部内科学系循環器内科学分野主任教授　平山　篤志　編

■B5判　296頁
定価
（本体7,200円＋税）
送料実費

● 最新の病態の解明と治療法の進歩に加え、問診からはじまり五感を使った身体所見の取り方まで、一つ一つの症例に真摯に向き合う大切さを追及した編者渾身の三部作。その第一弾がついに刊行！

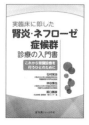

実臨床に即した腎炎・ネフローゼ症候群　診療の入門書
～これから腎臓診療をおこなうひとのために～

大阪市立大学大学院医学研究科腎臓病態内科学特任教授　石村　栄治
大阪市立大学大学院医学研究科代謝内分泌病態内科学講師　仲谷　慎也　著
住友病院副院長・腎センター長　阪口　勝彦

■B6変型判　128頁
定価
（本体1,800円＋税）
送料実費

● 好評の初版から3年、腎臓内科分野の進歩を取り入れ、新規エビデンス、診療ガイドラインに基づきつつ、「最初の一手」、「次の一手」のサポートが心強い、研修医必携の1冊！
● 豊富な臨床経験に匹敵する、最善のアウトカムを目指す意思決定と実践に！
● 診療方針の組み立てに、すぐに取り出して確認できるポケットサイズが便利。

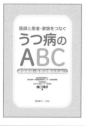

医師と患者・家族をつなぐ うつ病のABC
～早期発見・早期治療のために～

国立研究開発法人国立精神・神経医療研究センター名誉理事長
一般社団法人日本うつ病センター理事長　樋口　輝彦　編

■B5判　148頁
定価
（本体3,400円＋税）
送料実費

● 早期発見・早期治療がカギとなる"うつ病"。日常診療において見逃されやすいこの疾患における現状と治療のポイント、家族・周囲が行うサポートについて幅広く解説！
● 基本的な情報から治療、再発防止やライフステージ別の特徴まで、うつ病に関して知っておきたい内容を、図表・イラストを用いて詳述。
● 早期発見・診断・治療をめざし、疾患に接する一般診療医と精神科医が連携を深めるための一助として、また、患者本人や家族、産業医などにも参考になる、役立つ一冊！

株式会社 医薬ジャーナル社　〒541-0047 大阪市中央区淡路町3丁目1番5号・淡路町ビル21　電話 06(6202)7280(代) FAX 06(6202)5295　振替番号
〒101-0061 東京都千代田区神田三崎町2丁目7番6号・浅見ビル　電話 03(3265)7681(代) FAX 03(3265)8369　00910-1-33353

http://www.iyaku-j.com/　書籍・雑誌バックナンバー検索, ご注文などはインターネットホームページからが便利です。

ナースができる！皮膚病変の見極め術（トリアージ）40

東京医科大学八王子医療センター皮膚科 教授
梅林芳弘 編著

B5判 168頁　定価（本体2,000円+税）　2018年4月発行

この皮膚の異常，どうしたらいい？
そんな迷いをスッキリ解決！

ナースが発見することも多い皮膚の異常．緊急で対処が必要なものから，そうでないものまでさまざまで，ときには，ナースがその緊急度を見極めなければならないことも．

本書は，ナースが日ごろよく目にする皮膚の異常をクイズ形式で40点とりあげ，原因となる疾患について，基礎知識と緊急度，ドクターが行う処置，ナースがとるべき対応を解説します．

外来，病棟，在宅，介護施設…どこでも役立つ！

内容の例
- くちびるが腫れ，意識を失った
- 全身真っ赤になった
- 寝たきりの高齢者，陰部が赤い
- 爪が厚く変形し，変色している
- 全身に水ぶくれが増えてきた
- 足の裏のほくろが盛り上がってきた
- 歩くと足の裏が痛い　など

詳しくはWebで♪

40問のクイズを解きながら，それぞれの原因となっている40の皮膚疾患について学べる！

南山堂　〒113-0034 東京都文京区湯島4-1-11
TEL 03-5689-7855　FAX 03-5689-7857（営業）
URL http://www.nanzando.com
E-mail eigyo_bu@nanzando.com

救急科　専攻医募集

筑波メディカルセンター病院
救急医療のプロフェッショナルへ！

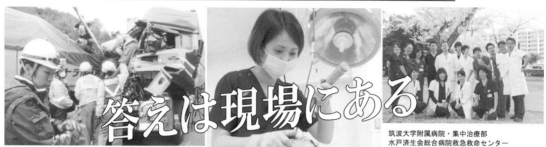

答えは現場にある

8月18日（土）説明会 申込受付中！

◇ 平成31年度　募集要項 ◇
- ◆募集人員：3名
- ◆研修開始：2019年4月
- ◆身分：正職員
- ◆研修期間：3年間
- ◆選考方法：面接

詳細はこちら　随時受付中

連携研修施設
筑波大学附属病院・集中治療部
水戸済生会総合病院救急救命センター
茨城西南医療センター病院救急救命センター
茨城県立中央病院救急センター
東京医科大学茨城医療センター
日本医科大学附属病院高度救命救急センター

▽　▽　▽　お問合せ先　▽　▽　▽
〒305-8558　茨城県つくば市天久保1丁目3番地の1
公益財団法人筑波メディカルセンター　総務部人事課
Tel：029-851-3511（代）　E-Mail：kensyu@tmch.or.jp

● 救命救急センター・茨城県地域がんセンター
公益財団法人 筑波メディカルセンター
筑波メディカルセンター病院
Tsukuba Medical Center Hospital

Book Information

ステロイドのエビデンス
ステロイドの使い方の答えはここにある

発行 羊土社

編集／川合眞一

- ● 各種アレルギーの診療科でよく出会う，現場レベルでの疑問を解消！
- ● 実際のエビデンスに基づいた，実践での使い方を具体的に解説！

□ 定価（本体 4,600円+税）　□ A5判　□ 374頁　□ ISBN978-4-7581-1783-8

目で見る感染症
見ためでここまで診断できる！感染症の画像アトラス

発行 羊土社

編集／原永修作，藤田次郎

- ● 感染症に特有な画像を多数掲載！感染症を"見ため"だけで掴むポイントがわかる！
- ● 確定診断までのアプローチも解説！感染症の診断力を磨きたいすべての方，必携！

□ 定価（本体 4,200円+税）　□ B5判　□ 167頁　□ ISBN978-4-7581-1774-6

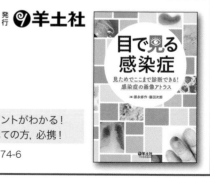

病院・人材募集

IMSグループ
板橋中央総合病院
専門研修プログラム 募集

　皆さんは、何を基準に研修先病院を選びますか。また、どのような特徴の専門研修プログラムを選択しますか。

　私達は基幹施設としての充実を図る一方で、連携施設の充実を図りました。大学病院を連携施設として選択できるプログラムは、全国的にも多くないのではないでしょうか。また、専門領域の連携施設が多数用意されているプログラムも多くはないはずです。

　私達は民間の強みである柔軟性とIMSグループのネットワークを十分に活かし、皆さんの要望に可能な限り応えられるようなプログラムをご用意しました。

　医師を志した時のことを思い出し、自らが思い描く理想の医師を、私達とともに追求しませんか。

内科専門研修プログラム
（ 14連携施設 ）

外科専門研修プログラム
（ 20連携施設 ）

大学病院
IMSグループ関連病院
地域中核病院
地域医療機関

麻酔科専門研修プログラム
（ 7連携施設 ）

板橋中央総合病院
Itabashi Chuo Medical Center
所在地：東京都板橋区
病床数：579床
救急搬送件数：約9,000台
常勤医師数：約160名
http://www.ims-itabashi.jp/

IMSグループ
Itabashi Medical System
所在地：関東・東北・北海道
総病床数：約12,500床
総職員数：約21,700名
常勤医師数：約1,000名
http://www.ims.gr.jp/group/

レジデントノート　9月号
掲載広告　INDEX

■ 企業

（株）油井コンサルティング	表2	（株）リンクスタッフ	1594
トーアエイヨー（株）	表3	医学書院	後付1
第一三共（株）	表4	診断と治療社	後付2
マルホ（株）	1488	南江堂	後付3
メディカル・サイエンス・インターナショナル		医薬ジャーナル社	後付4
	1550, 1578	南山堂	後付5

■ 病院

名瀬徳洲会病院	1442	野崎徳洲会病院附属研究所	1458
宇治徳洲会病院	1444	筑波メディカルセンター病院	後付6
栃木県立がんセンター	1446	板橋中央総合病院	後付7
慈泉会　相澤病院	1451		

◆ **広告掲載のご案内** ◆ 「レジデントノート」を製品広告の掲載，研修医募集にご利用下さい！

お陰様で大変多くの研修医・医学生の方にご愛読いただいている小誌は，製品紹介，人材募集のための媒体としても好評をいただいております.

広告は，カラー・白黒・1/2ページ・1ページがございます．本誌前付・後付広告をご参照下さい.

なお，本誌に出稿していただくと，サービスとして小社のメール配信（メディカルON-LINE）やホームページにも広告内容を掲載しますのでさらに効果的です！

詳しくは下記までお気軽にお問合せ下さい

- ■ TEL ：03-5282-1211　■ FAX ：03-5282-1212
- ■ メール：ad-resi@yodosha.co.jp
- ■ 郵便 ：〒101-0052 東京都千代田区神田小川町2-5-1
  株式会社 羊土社 営業部担当：菅野（かんの）